Hefte zur Unfallheilkunde
Beihefte zur Zeitschrift „Unfallheilkunde/
Traumatology"
Herausgegeben von J. Rehn und L. Schweiberer

151

R. Kleining

Der Fixateur externe an der Tibia

Biomechanische Untersuchungen

Mit 78 Abbildungen und 12 Tabellen

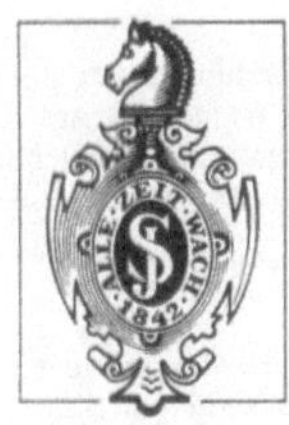

Springer-Verlag
Berlin Heidelberg New York 1981

Reihenherausgeber

Prof. Dr. Jörg Rehn
Chirurgische Klinik und Poliklinik der Berufsgenossenschaftlichen
Krankenanstalten „Bergmannsheil", Universitätsklinik,
Hunscheidtstraße 1, 4630 Bochum

Prof. Dr. Leonhard Schweiberer
Direktor der Abteilung für Unfallchirurgie der Chirurgischen
Universitätsklinik, 6650 Homburg/Saar

Autor

Priv.-Doz. Dr. Rudolf Kleining
Berufsgenossenschaftliche Unfallklinik
Duisburg-Buchholz, Großenbaumer Allee 28, 4100 Duisburg

CIP-Kurztitelaufnahme der Deutschen Bibliothek. Kleining, Rudolf: Der Fixateur externe an der Tibia:
biomechan. Unters. / Rudolf Kleining. – Berlin; Heidelberg; New York : Springer, 1981. (Hefte zur
Unfallheilkunde; H. 151)
ISBN-13: 978-3-540-10665-4   e-ISBN-13: 978-3-642-95386-6
DOI: 10.1007/ 978-3-642-95386-6
NE: GT

2124/3140-543210

Vorwort

Mechanik und Festigkeitslehre spielen in der Entwicklung des Fixateur externe eine wesentliche Rolle. Obwohl es bis heute keine objektivierbare klinisch relevante Beurteilungsgrundlage gibt, wieviel Stabilität bzw. Steifigkeit bei der externen Frakturstabilisierung erforderlich, oder wieweit diese erwünscht ist, wird die Güte eines Fixateur-externe-Typs an dessen Stabilisierungsfähigkeit gemessen. Stabilität wird unbestritten als ein wesentlicher Faktor der Infektionsprophylaxe bei offenen Frakturen und der Behandlung einer infizierten Fraktur oder Pseudarthrose angesehen.

Für die vorliegende Arbeit hat ebenfalls die Frage nach möglichst großer Stabilität insbesondere für Fraktursituationen ohne knöcherne Abstützung eine Rolle gespielt.

Anlaß für die vorliegende Arbeit war eine klinische Erfahrung, nämlich daß Frakturen ohne knöcherne Abstützung mit Hilfe der von der Arbeitsgemeinschaft für Osteosynthesefragen (AO) vorgeschlagenen Montageformen des Fixateur externe nicht ausreichend stabilisiert werden konnten. Wissend um die verschiedenen Schwachpunkte einer Fixateur-externe-Osteosynthese wurde bei den mechanischen Untersuchungen der Montageform besondere Aufmerksamkeit geschenkt. Bei den guten klinischen Ergebnissen mit der neuentwickelten dreidimensionalen verstrebten und vorgespannten Fixateur-externe-Montage scheint es an der Zeit, alle mechanischen Untersuchungsergebnisse in dieser Form zu veröffentlichen und gleichzeitig Richtlinien für eine korrekte Montage des neuen Typs aufzustellen.

Mein Dank gilt in erster Linie meinem Chef Herrn Prof. Dr. G. Hierholzer für dessen unentbehrliche Unterstützung und Herrn Prof. Dr. Ing. K.H. Roik und dessen Mitarbeitern, Herrn Dr. Ing. Hanenkamp und Herrn Dr. Ing. Hartmann, vom Institut für konstruktiven Ingenieurbau der Ruhr-Universität Bochum, die die exakte Durchführung der Versuche und Berechnungen ermöglichten.

Duisburg, Mai 1981   R. Kleining

Inhaltsverzeichnis

I.   Einleitung   1

II.   Experimenteller Teil   5

       1. Material   5
          a) Untersuchungsmaterial   5
          b) Meßgeräte   5

       2. Methodik   6
          a) Versuchsreihe 1   7
          b) Versuchsreihe 2   11
          c) Finit-Element-Analyse   11

       3. Ergebnisse   16

III.   Ergebnisbesprechung   61

IV.   Diskussion   71

V.   Zusammenfassung   77

VI.   Literaturverzeichnis   79

VIII. Sachverzeichnis   83

I. Einleitung

Der Fixateur externe hat in der Geschichte der Traumatologie und der orthopädischen Chirurgie für die Behandlung des verletzten und erkrankten Skeletsystems eine wesentliche Rolle gespielt. Die bisherige Entwicklung des Fixateur-externe-Instrumentariums ist bemerkenswert.

1845 hat Malgaigne [62] als erster den Versuch unternommen, mit Hilfe einer klauenförmigen Klammer, percutan eingebracht, eine Patellafraktur zu stabilisieren. Kurze Zeit danach soll nach Wittebol [99] Chassin die gleiche Methode für Claviculafrakturen beschrieben haben. „Fixateurs externes" — „Knochenfeststeller" — wurden 1855 auch von Langenbeck angewandt, von Lambotte [54—60] jedoch zuerst systematisch eingeführt. Von Juvara [44—48], Boever [8—11], Ombredanne [67, 68], Judet [38—43] u.a. wurden sie nachgeahmt und umgebaut. Prinzipielle Konstruktionsunterschiede gab es nicht. An den Fragmentenden wurden Knochenschrauben befestigt, die aus der Wunde oder der Haut herausragten und extern, die Fraktur überbrückend, miteinander verbunden wurden. 1870 soll Bonnet [99] eine Stabilisierungsmethode beschrieben haben, bei der durch eine extern liegende Lanesche Platte Schrauben percutan in die Fragmente eingebracht wurden. Eine ähnliche äußere Frakturstabilisierungsmethode wurde 1897 von Parkhill [69] angewandt. Er verband die in die Fragmente eingebrachten Schrauben mit einer extern liegenden Stange. Er wollte die Transfixation vermeiden, die am Femur nach seiner Meinung aus anatomischen Gründen nicht angewandt werden konnte. Unter Transfixation wird von vielen Autoren eine Stabilisierung verstanden, bei der das Osteosynthesematerial, das in das Fragment eingebracht wird, an zwei Seiten aus der Haut herausragt.

Lambotte [54—60] hat 1902 eine Weiterentwicklung des Fixateur externe vorgestellt, von der alle heute gebräuchlichen Formen des Klammerfixateur externe abgeleitet werden können. Codivilla [14] hat 1904 die Fragment transfixiert und die transfixierenden Steinmann-Nägel über äußere Stangen miteinander verbunden. Diese Montageform entspricht dem heute gebräuchlichen Rahmenfixateur. Die zu dieser Zeit von Steinmann [86] propagierte Extensionsbehandlung von Frakturen, die die Bardenheuersche Pflasterextension ablösen sollte, stellt wie alle von anderen Autoren [6, 7, 18, 19, 71, 73] später beschriebenen ähnlichen Behandlungsprinzipien bei der bis dahin durchgemachten technischen Entwicklung keine ausreichende Fragmentstabilisierung dar und kann somit nicht als leistungsfähige externe Fixationsmethode im Sinne einer Fixateur-externe-Osteosynthese angesehen werden. 1933 wurde von Cuendet [17] die Idee des stabilisierenden Rahmens mittels transfixierender Nägel aufgenommen. Fast gleichzeitig wurden 1937 von Stader [80—85] und 1938 von Hoffmann [23—36] Montageformen des Fixateur externe beschrieben, die bereits hochleistungsfähige und praktikable Stabilisierungsmethoden darstellten: der Stader reduction splint und die percutane Kugelgelenkverschraubung von Hoffmann. Beide Apparate sind in ihrer Grundkonzeption Klammerfixateur-externe-Typen. Der Apparat von Stader stellt eine Verbesserung des Apparats von Anderson [2—5] dar. Anderson bohrte zwei konvergierende Nägel in beide Corticales der Fragmente, reponierte die Fraktur geschlossen und fixierte die Nägel durch einen Gipsverband. Von vielen Autoren [61, 64, 66, 70, 74, 75, 77, 78, 79, 87—92] wurden ausgezeichnete klinische Ergebnisse in der Fraktur- und Pseudarthrosenbehandlung sowohl mit dem Stader reduction splint als auch mit dem Hoffman-Fixateur-externe beschrieben.

Die Konstruktion des Rahmenfixateur externe wurde zu Anfang der dreißiger Jahre von Key [49] zur Versteifung tuberkulöser Kniegelenke benutzt. Charnley [13] hat die Rahmenfixateur-externe-Osteosynthese zur Kniearthrodese als Methode der Wahl angesehen und allgemein bekannt gemacht. Müller [63, 65] hat den Fixateur externe von Charnley weiterentwickelt und ihn als Osteosyntheseverfahren in das Repertoire der Arbeitsgemeinschaft für Osteosynthesefragen (AO) aufgenommen.

Die Weiterentwicklung des Fixateur externe von Hoffmann wurde erstmals auf Grund exakter biomechanischer Untersuchungen durch Vidal u. Mitarb. [1, 15, 93, 94] vorangetrieben. Bei diesen Untersuchungen wurden verschiedene Montageformen an der Tibia bei axialer Belastung getestet und die Leistungsfähigkeit der Montageformen miteinander verglichen. Die Ergebnisse haben zu einem ausgereiften Instrumentarium geführt, das heute insbesondere im französischen Sprachraum weit verbreitet ist.

Offene und infizierte Frakturen sowie infizierte Pseudarthrosen stellen nach Ansicht fast aller Autoren die Hauptindikation für eine Fixateur-externe-Osteosynthese dar. Der Vorteil einer derartigen Osteosynthese wird allgemein darin gesehen, daß bei der externen Stabilisierung der infizierte Fraktur- oder Pseudarthrosenbereich von Fremdmaterial ausgespart bleiben kann. Zusätzlich muß durch die externe Fixierung eine ausreichende Stabilität erzielt werden können, sie ist der wesentliche Faktor für die knöcherne Konsolidierung und für die Begrenzung des Infektgeschehens. Gleichzeitig stellt ausreichende Stabilität bei den gefährdeten offenen Frakturen eine wirksame Infektionsprophylaxe dar.

Auf Grund unserer klinischen Beobachtungen bei der Osteosynthese mit dem Fixateur externe der Arbeitsgemeinschaft für Osteosynthesefragen (AO) konnten wir feststellen, daß bei Problemfällen mit der herkömmlichen Montageform — Rahmenfixateur externe oder Klammerfixateur externe — eine ausreichende Stabilität und eine wirksame Ruhe im infizierten Bereich nicht zu erzielen ist. Unter Problemfällen verstehen wir offene oder infizierte Frakturen und infizierte Pseudarthrosen mit knöchernen Defekten, bei deren Fixierung die Stabilität durch Kompression nicht erhöht werden kann. Eine Kompression würde bei diesen Fällen eine unerwünschte Verkürzung und primäre bzw. sekundäre Achsenfehlstellung zur Folge haben. Es wurden aus diesen Gründen devitale Fragmente zur knöchernen Abstützung belassen, da ohne sie eine ausreichende Stabilität nicht herbeizuführen war. Das nicht-vascularisierte Knochengewebe unterhielt das Infektgeschehen. Über verstärkte Resorptionsvorgänge an den Fragmentenden mußte es schließlich zur Lockerung der verspannten Montage kommen. Die sekundär auftretende Instabilität stellte einen weiteren wesentlichen Störfaktor für die knöcherne Konsolidierung und die Beherrschung des Infektgeschehens dar.

Die Osteomyelitis ist eine chirurgische Entzündung. Die erfolgreiche Behandlung besteht aus einem radikalen Debridement, einer radikalen Sequestrotomie und einer ausreichend langen Ruhigstellung des infizierten Defektbereiches. Die bei knöchernen Defektzuständen erforderliche Knochentransplantation hat nur dann einen Sinn, wenn das Transplantatlager saniert worden ist. Zum ersatzfähigen Transplantatlager gehört gerade im septischen Milieu die mechanische Ruhe. Eine gezielte antibiotische Behandlung kann nur als flankierende Maßnahme angesehen werden.

Als besonders problematisch in bezug auf die Stabilisierung haben sich Frakturen und Pseudarthrosen in Gelenknähe erwiesen. Die Problematik besteht am Unterschenkel zusätzlich aus besonderen topographischen Gegebenheiten. Am Tibiakopf ist durch den Verlauf des Wadenbeinnervens in bezug auf das Einbringen der Steinmann-Nägel eine Gefahrenzone gegeben. Die breite syndesmotische Verbindung zwischen Tibia und Fibula am distalen Unterschenkelende grenzt die Möglichkeit ein, mehrere Steinmann-Nägel in diesen Bereich zu positionieren, da die Syndesmose nicht verletzt werden darf. Wir haben aus diesen Gründen die von uns propagierte y-förmige Montage, über die wir 1973 auf der 37. Jahrestagung der Deutschen Gesellschaft für Unfallheilkunde berichtet haben [20] und die auch von Weber und Cech [98] empfohlen wurde, verlassen.

Ein Steimann-Nagel im gelenknahen Fragment garantiert jedoch keine ausreichende Ruhigstellung. Es wurde eine zusätzlich Gipsfixation mit Einschluß des benachbarten Gelenks erforderlich, die jedoch die noch vorhandene Instabilität nicht beseitigen konnte. Außerdem wurde dadurch die unbedingt notwendige Weichteilpflege und die Beobachtung des infizierten Weichteilbezirks wesentlich beeinträchtigt oder sogar unmöglich gemacht.

Das Krankengut einer berufsgenossenschaftlichen Unfallklinik stellt im Regelfall eine negative Auslese dar. Die Wiederherstellungschirurgie nimmt einen breiten Raum ein. Veranlassung zur Entwicklung einer stabilen und praktikablen Fixateur-externe-Osteosynthese gaben uns die zahlreichen Problemfälle, die mit den bisherigen äußeren Stabilisierungsverfahren nicht erfolgreich behandelt werden konnten.

Da die Prädikeltionsstelle für Fixateur-externe-Osteosynthesen der Unterschenkel, speziell der Tibia darstellt, haben wir mit Unterstützung der Herren Dr. Ing. Hanenkamp und Dr. Ing. Hartmann vom Institut für konstruktiven Ingenieurbau der Ruhruniversität Bochum die an der Tibia herkömmlichen Montageformen mit dem AO-Grundinstrumentarium auf deren Leistungsfähigkeit hinsichtlich der Fragmentstabilisierung getestet, weitere Montageformen entwickelt und diese mit der empfohlenen Montageform des Hoffmann-Fixateur-externe an der Tibia vergleichend dem Leistungstest unterzogen. Es sollte insbesondere festgestellt werden, welche Montageform an der Tibia zur problematischen und bisher unzureichenden Stabilisierung gelenknaher kleiner Fragmente ohne ausreichenden knöchernen Kontakt der Fragmentenden empfohlen werden kann. Von den drei Schwachpunkten des externen Stabilisierungsverfahrens, Dimensionierung der Steinmann-Nägel und deren Verankerung im Knochen, Verbindungsstücke zwischen Steinmann-Nägeln und Rohrstangen sowie Montageformen, wurde dem Problem „Montageform" Priorität eingeräumt. Negative klinische Erfahrungen — Spontanfrakturen an den Verankerungsstellen der Schanzschen Schrauben — ließen erkennen, daß die Dimensionierung der Schrauben an einer kritischen Grenze angelangt war. Größere Schwächungen des Knochenquerschnitts an den Verankerungsstellen schienen nicht erlaubt zu sein.

Die Überprüfung des Klemm-Mechanismus der Verbindungsbacken ist ein technisches Problem, das unseres Erachtens leicht gelöst werden kann. Die Problematik der schiefen Blockierschraube für Steinmann-Nägel und Schanzsche Schrauben ist dem Unfallchirurgen hinreichend bekannt. Ein Verklemmen von Rohrstangen und Steinmann-Nägel, das die Freiheitsgrade, axiale Verschiebungen der Steinmann-Nägel und der Rohrstangen und deren Rotation, blockiert, wäre wünschenswert.

Bei gegebenem Osteosynthesematerial und unseren negativen klinischen Erfahrungen schien die Überprüfung und Abänderung der Montageform eine vordringliche Aufgabe zu sein. Aus diesen Überlegungen haben wir unsere experimentellen Untersuchungen auf den Teilaspekt „Montageform" beschränkt.

Von den Untersuchungsergebnissen leiten wir epikritisch eine Systematik der Stabilisierungsmethoden mit dem Fixateur externe an der Tibia ab und beschreiben ergänzend dessen Indikation.

II. Experimenteller Teil

1. Material

a) Untersuchungsmaterial

Als Modell für die Tibia wurde ein Aluminiumrohr gewählt mit einem Elastizitätsmodul von $E = 0{,}7 \times 10^6$ kg/cm^2. Dieser Elastizitätsmodul entspricht dem E-Modul metaphysärer Knochenanteile. Die Durchmesser betrugen

$d_a = 40$ mm und $d_i = 33{,}7$ mm.

Aus den bekannten Durchmessern ergab sich somit eine Querschnittsfläche

$$A = \frac{\pi}{4}(d_a{}^2 - d_i{}^2) = 364{,}67 \text{ mm}^2.$$

Für die vergleichende Untersuchung mit der Montage des Hoffmann-Fixateur-externe diente ein Kunststoffrohr, dessen E-Modul oder mehrere materialspezifische Daten für die Versuchsanordnung sowie für die Vergleichbarkeit der Testergebnisse nicht relevant waren.

Der Fixateur externe der Arbeitsgemeinschaft für Osteosynthesefragen hatte folgende Dimensionierung:

Rohrstangen	Länge bis 400 mm,
	Außendurchmesser 11 mm
	Innendurchmesser 9 mm
Steinmann-Nägel	Länge bis zu 250 mm
	Durchmesser 5 mm
Schanzsche Schrauben	Länge 150 mm
	Durchmesser 5 mm

Verbindungsklemmen: Konstruktionsbedingt wurden die Steinmann-Nägel und Schanzschen Schrauben in einem Abstand von 12,5 mm zur Rohrmitte mit der Rohrstange fest verklemmt.

Für die Hoffmann-Fixateur-externe-Montage wurde das Instrumentarium der Firma Jaquet Freres aus Genf verwendet.

b) Meßgeräte

Alle Belastungsversuche der verschiedenen Montageformen erfolgten mit der verformungsgeregelten Prüfmaschine der Firma Carl Schenck. Die mechanische Beanspruchung der Montage und des Knochenmodells, d.h. des Aluminiumrohrs, wurde durch entsprechend angebrachte Dehnungsmeßstreifen angezeigt. Über eine elektronische, rechnergesteuerte Meßdatenverarbeitungsanlage, Datastrain-C, der Firma Peekel, konnten die Ergebnisse in der gewünschten Form abgerufen werden. Über Ohmsche Wegaufnehmer wurden die Seit- und Höhenverschieblichkeit der „Fragmentenden" ermittelt. Die rechnerisch ermittelten Ergebnisse der Finit-Element-Analyse lieferte der Rechner TR 440 des Rechenzentrums der Ruhr-Universität Bochum.

6

2. Methodik

Die Testung der einzelnen Montageformen sowie der Beanspruchung des Knochenmodells erfolgte in zwei Versuchsreihen.

In der ersten Versuchsreihe wurden die mechanische Beanspruchung der Rohrstangen und die Seitverschieblichkeit der „Fragmentenden" nach Stabilisierung mit verschiedenen Montageformen gemessen. In dieser Versuchsreihe wurde auch die Seitverschieblichkeit der Fragmentenden nach Stabilisierung mit dem Hoffmann-Fixateur-externe ermittelt. Die Messung der mechanischen Beanspruchung des äußerst kompliziert aufgebauten Doppelrahmens dieser Montage wurde unterlassen, da der Vergleich der gewonnenen Meßdaten mit denen der anderen Versuchsmodelle eine ausreichend sichere Aussage über die Stabilität dieser Montage zuließ.

In der zweiten Versuchsreihe wurden neben der Seitverschieblichkeit der „Fragmentenden" zusätzlich die Höhenverschieblichkeit des proximalen „Fragments" und die mechanische Beanspruchung des Knochenmaterials gemessen. Aufgrund der Testergebnisse aus der ersten Versuchsreihe wurde die Montageform wesentlich verändert. Für die Simulation gelenknaher Frakturen oder Pseudarthrosen mit knöchernen Defekten wurde der proximale Anteil des Knochenmodells entsprechend umgebaut. Die Abänderung ermöglichte in dieser Versuchsreihe zusätzlich die Testung der Y-förmigen Montage.

Bei beiden Versuchsreihen wurde ersichtlich, daß das Verformungsverhalten von Knochenmodell und Osteosynthesematerial in guter näherung durch ein räumliches Stabmodell simuliert werden konnte. Das bedeutet, Knochen, Steinmann-Nägel, Schanzsche Schrauben, Rohrstangen und Verbindungsklemmen wurden auf ein Stabwerk abgebildet (Abb. 14 und 15), das in verschiedenen Ebenen beansprucht und deformiert wurde.

Mechanisch wurde das Stabwerk charakterisiert durch die Materialkenngrößen, Elastizitätsmodul und Gleitmodul, sowie die beiden geometrischen Werte, Querschnittsfläche und Flächenträgheitsmoment (Tabelle 6). Während der Elastizitäts- und Gleitmodul die Verformbarkeit des Materials kennzeichnen, stellen die Querschnittsfläche und das Trägheitsmoment ein Maß für den Widerstand gegen Stauchung bzw. Dehnung und gegen Verbiegung dar.

Die Berechnung des Kraftflusses und der Deformitäten erfolgte nach der Methode der finiten Elemente. Bei diesem modernen Verfahren wird das mechanische System in endliche Elemente unterteilt, die in diskreten Punkten, den sog. Knoten, miteinander verbunden sind. Die Berechnung stellt sicher, daß in den Knotenpunkten physikalische Verträglichkeit herrscht, sowohl hinsichtlich der Verschiebungen der in den Knotenpunkten verknüpften Elemente als auch hinsichtlich der dort übertragenen generalisierten Lasten. Die Güte des Verfahrens hängt von vielen Faktoren ab, so z.B. von der Wahl des Elementverhaltens und anderen. Die vorgenommene Unterteilung in 77 Elemente und 61 Knotenpunkten und 366 Freiheitsgraden ist so dicht, daß einerseits die Vorteile des Stabelements voll genutzt werden und andererseits an allen interessierenden Stellen die Information über Beanspruchung und Deformation direkt vorliegt.

Versuchsablauf

Die verformungsgeregelte Prüfmaschine der Firma Schenck arbeitete in beiden Versuchsreihen weggeregelt. Der Maschine wurde eine mit der Zeit lineare Kolbenwegzunahme vorgegeben. Da sie mit einem geschlossenen Regelkreis ausgerüstet war, war gewährleistet, daß dieser vorgegebene Sollwert im Versuchsablauf eingehalten wurde. Parallel dazu erfolgte eine Messung der im elastischen Versuchsaufbau durch die Verformung entstandenen Prüfkraft. Die Kraftmessung wurde mit einer elektronischen Kraftmeßdose vorgenommen. Die zur Kraftmessung notwendige Eichung der Kraftmeßdose wurde wie folgt durchgeführt: Mit definierten Gewichten wurde die Kraftmeßdose belastet und die Stauchung ϵ direkt gemessen. Die Eichung ergab

$40\ \mu D \cong 10\ \mathrm{kg}.$

P [kp]	ϵ [μD]
0	$-\ 44$
10	$-\ 84$
20	$-\ 124$
30	$-\ 164$

Bei der Funktionsüberprüfung der Ohmschen Wegaufnehmer ergab sich

$115\ \mathrm{mV} \cong 1\ \mathrm{mm}.$

a) Versuchsreihe 1

In der 1. Versuchsreihe wurden die Montagegrundformen A, B und C (Abb. 1) getestet. Es wurde zwischen der Anwendung des Fixateur externe im diaphysären und metaphysären Bereich unterschieden. Bei den simulierten Defektsituationen im diaphysären Bereich wurden in jedes Fragment mindestens zwei Steinmann-Nägel eingebracht. Im metaphysären Bereich wurde das kleine „Fragment" mit nur einem Steinmann-Nagel und ein bis zwei Schanzschen Schrauben stabilisiert.

Bei allen Montageformen betrug der Abstand der Rohrstangen zur Mitte des Aluminiumrohrs 90 mm. Der Abstand zwischen den defektnahen Steinmann-Nägeln betrug bei den Montagetypen A 1, A 2, B 4.1, B 5.1, C 6.1, C 6.3 und C 6.3 jeweils 140 mm, bei den Montagetypen B 3.1 und B 3.2 jeweils 182 mm und bei Montagetyp B 4.2 200 mm (Abb. 2–5). Weitere Steinmann-Nägel wurden gegebenenfalls jeweils in einem Abstand von 40 mm zu den defektnahen eingebracht. Die exakten Abstandsmaße der Schanzschen Schrauben zu den Steinmann-Nägeln waren für die gewünschten Versuchsergebnisse nicht relevant. Es sollte lediglich festgestellt werden, ob signifikante Stabilitätsunterschiede von der Zahl der Schanzschen Schrauben im kleinen „Fragment", von der räumlichen Anordnung zum Steinmann-Nagel im kleinen „Fragment" oder vom Abstand der Schanzschen Schrauben im proximalen und distalen Fragment abhängen, und in welchem Maß die mit den Schanzschen Schrauben in der Montage fixierte Rohrstange zur Stabilitätserhöhung beiträgt. Die Montagegrundform C wurde durch proximal endständige Verstrebung des Klammerfixateur mit dem Rahmenfixateur bei C 6.1 und durch proximal und distal endständige Verstrebung bei C 6.2 und C 6.3 hergestellt (Abb. 5). Die Montageform des Hoffmann-Fixateur-externe geht aus Abb. 6 hervor.

Bei allen Belastungsversuchen war das distale „Fragment" fest eingespannt. Das Ende des proximalen „Fragments" war mit einer rechteckigen Eisenplatte armiert, mit deren Hilfe das Modell exzentrisch belastet werden konnte. Belastet wurde das Aluminiumrohr

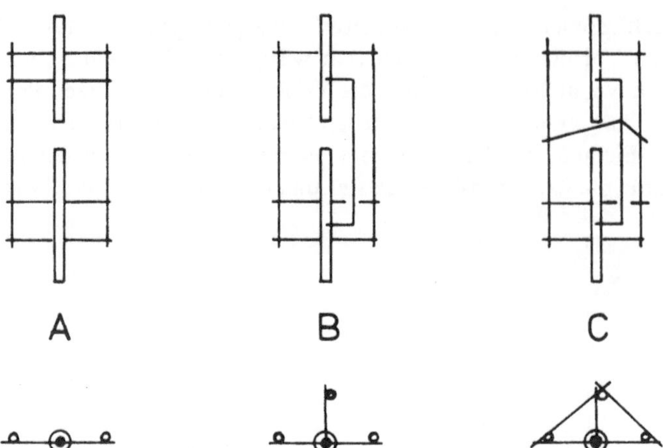

Abb. 1. Die Montageform A stellt einen Rahmen dar. Die Kombination des Rahmens mit dem sog. Klammerfixateur bildet die Montagegrundform B. Bei der Montageform C werden Rahmen und Klammer durch Steinmann-Nägel miteinander verstrebt

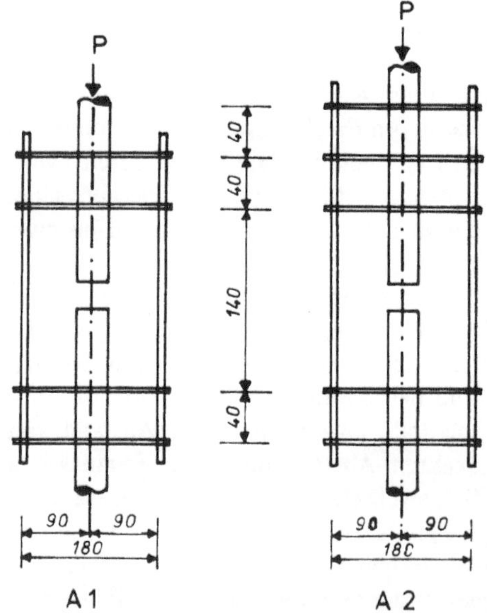

Abb. 2. Schematische Darstellung der Montageformen für den diaphysären Bereich und der Abstände in mm zwischen den Rohrstangen, Steinmann-Nägeln und Schanzschen Schrauben

zentrisch (e = 0 mm) und exzentrisch (e = 10 mm bzw. 20 mm) mit axial gerichteten Drucken bis zu 80 kp (Knickbiegung).

Die Lage der Meßstellen geht aus Abb. 7 hervor. Die Dehnungsmeßstreifen 2 bis 10 wurden in der gezeigten Anordnung auf den mittleren Abschnitt der Rohrstangenstrecke zwischen den defektnahen Steinmann-Nägeln bzw. Schanzschen Schrauben aufgeklebt. Über die Dehnungsmeßstreifen 4, 7 und 10 wurde durch entsprechende Schaltung die Druckspannung im Rohrstangenquerschnitt gemessen. Nach der Formel

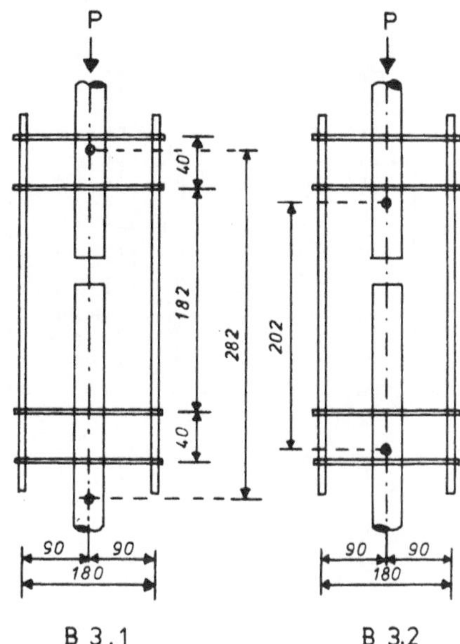

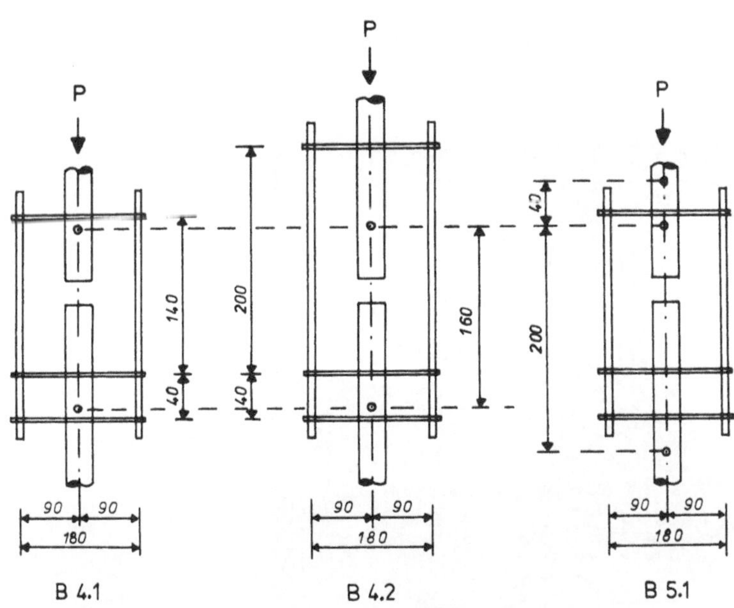

Abb. 3. Schematische Darstellung der Montageformen für den diaphysären Bereich und der Abstände in mm zwischen den Rohrstangen, Steinmann-Nägeln und Schanzschen Schrauben

Abb. 4. Schematische Darstellung der Montagen für den metaphysären Bereich und der Abstände in mm zwischen den Rohrstangen, Steinmann-Nägeln und Schanzschen Schrauben. Das Schnittbild in Abb. 5, das die Seitverstrebung zeigt, gilt für alle C-Montagen

$$P = \epsilon \times E \times A$$

konnte die in die Rohrstange eingeleitete Normalkraft rechnerisch ermittelt werden.

10

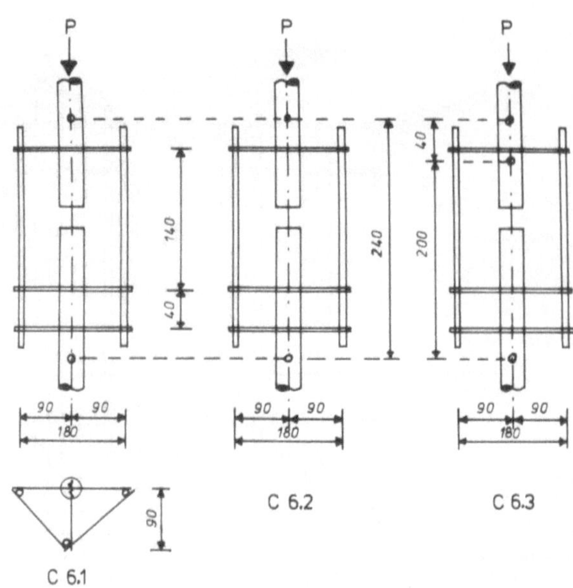

Abb. 5. Schematische Darstellung der Montagen für den metaphysären Bereich und der Abstände in mm zwischen den Rohrstangen, Steinmann-Nägeln und Schanzschen Schrauben. Das Schnittbild in Abb. 5, das die Seitverstrebung zeigt, gilt für alle C-Montagen

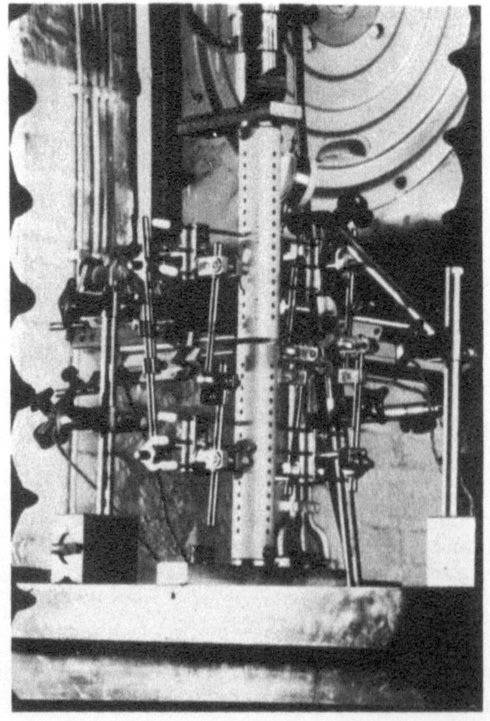

Abb. 6. Montageform des Hoffmann-Fixateur-externe

Die Biegespannungen im Rohrstangenquerschnitt wurden nach der Formel

$$\sigma = \epsilon \times E$$

über die gemessenen Dehnungen an den Meßstellen 2, 3, 5, 6, 8 und 9 errechnet. Für die Rohrstangen wurde ein Elastizitätsmodul von $E = 2,1 \times 10^6$ kp/cm^2 eingesetzt. Die Rohrstangenquerschnittsfläche betrug

$$A = \frac{\pi}{4}\,(d_a{}^2 - d_i{}^2) = 31,42 \text{ mm}^2.$$

Da durch entsprechende Anordnung der Meßstreifen die Dehnung in der Ebene des Rahmenfixateur und des Klammerfixateur gemessen wurde, konnte die resultierende Biegebeanspruchung und die Ausknickungsebene für die einzelnen Rohrstangen rechnerisch ermittelt werden (Abb. 8). Die X-Ebene wurde als parallele Ebene zum Rahmenfixateur, die Y-Ebene zum Klammerfixatezr festgelegt. Für die vergleichende Darstellung der Vektordiagramme (Abb. 29–37) wurde der Mittelwert von tag a verwandt.

Über die Ohmschen Wegaufnehmer 41 und 42 wurde die Seitverschieblichkeit der Fragmentenden in der Ebene des Rahmens und über die Wegaufnehmer 43 und 44 die Seitverschieblichkeit in der Ebene des Klammerfixateur festgehalten. Die anfänglich gemessene Durchbiegung des obersten Steinmann-Nagels mußte wegen eines Defektes der Meßuhr aufgegeben werden. Bei allen Versuchen wurde die exzentrisch axiale Belastung der Montage in der Form durchgeführt, daß die Seite des Knochenmodells, auf der der Klammerfixateur lag, mit der Zugspannungsseite identisch war.

b) Versuchsreihe 2

In der Versuchsreihe 2 wurden die Montageformen abgeändert (Abb. 9 und 10). Die exakten Abmessungen des Versuchsmodells, die Lage der Dehnungsmeßstreifen ϵ 1 bis ϵ 4, die Angriffspunkte S 1 bis S 5 für die Ohmschen Wegaufnehmer sowie die Anordnung der Steinmann-Nägel und die Verankerungslöcher für die Schanzschen Schrauben sind auf maßstabsgetreuen Skizzen ersichtlich (Abb. 11 und 12). In dieser Versuchsreihe wurde erstmalig die einfache Verstrebung in der Mitte der Montage getestet. Außerdem wurde ein Stabilitätsvergleich gezogen zwischen den üblichen Montagen und Montageformen, bei denen das Steinmann-Nagelpaar im diaphysären Fragment gegeneinander verspannt wurde [52]. Die zentrisch und exzentrisch axiale Belastung erfolgte in derselben Weise wie in der Versuchsreihe 1.

c) Finit-Element-Analyse

Im 3. Versuchsstadium wurde die Finit-Element-Analyse mit Hilfe des Rechners TR 440 durchgeführt. Die Montageformen für den diaphysären (MD A, MD B und MD C) und den metaphysären Bereich (MM A, MM B, und MM C) wurden in die schematisch dargestellten finiten Elemente transformiert (Abb. 13–15). Die Tabellen 1 bis 3 stellen die Elementdatei dar. Die Knotenkoordinaten gehen aus den Tabellen 4 und 5 hervor. In den Rechner wurden außerdem bestimmte Materialkenngrößen und geometrische Werte der Montage eingegeben (Tabelle 6). Die oben aufgezählten Montageformen können mit den Montagen 1.1, 1.2 und

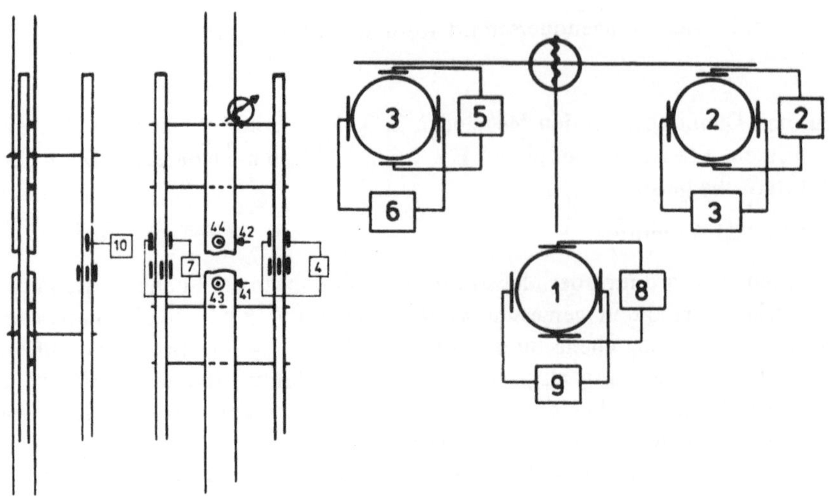

Abb. 7. Meßstellen 2–7 stellen Dehnungsmeßstreifen des Rahmens dar, Meßstellen 8–10 Dehnungsmeßstreifen des Klammerfixateur. Die Dehnungsmeßstreifen 4, 7 und 10 messen schaltungsbedingt Dehnungen bzw. Stauchungen unter gleichmäßiger Spannungsverteilung im Rohrquerschnitt wie bei reiner Druckbeanspruchung. Meßstellen 41–44 sind die Angriffspunkte für die Ohmsche Wegaufnehmer

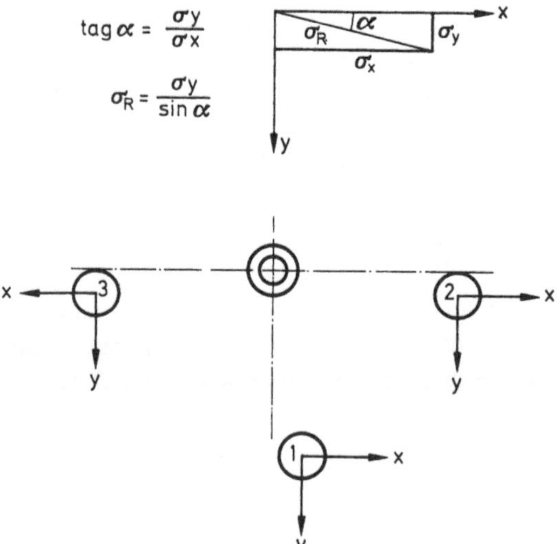

Abb. 8. Schnittbild der Montage mit den festgelegten x- und y-Koordinaten

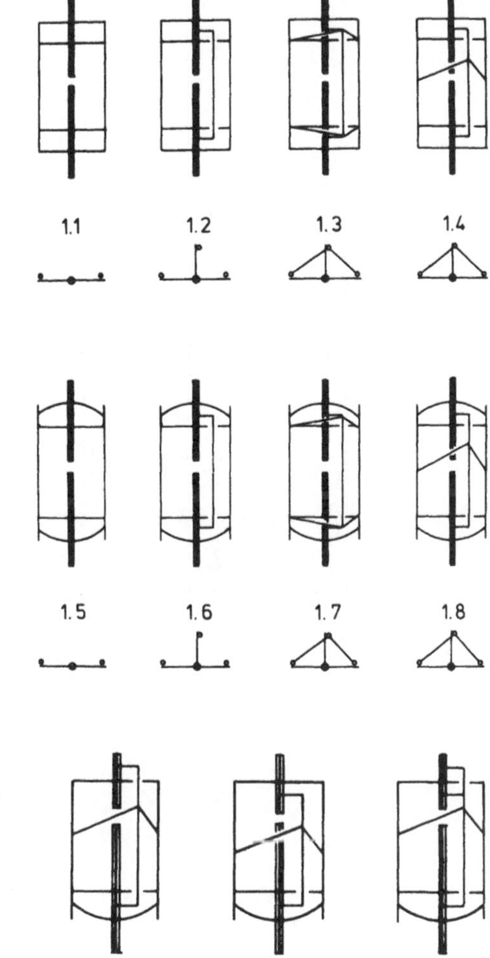

Abb. 9. Schematische Darstellung der Montageformen aus der 2. Versuchsreihe. Die Montageformen 1.5, 1.6, 1.7 und 1.8 unterscheiden sich nur von den oberen Montageformen durch Verspannung des Steinmann-Nagelpaares im diaphysären Fragment

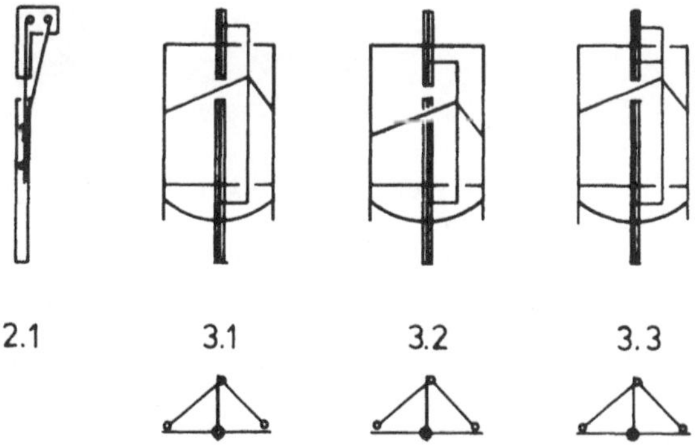

Abb. 10. Schematische Darstellung der Montageformen für den metaphysären Bereich (2. Versuchsreihe). Die linke Bildseite zeigt die Y-förmige Montage 2.1 in der Seitenansicht, rechts sind schematisch die getesteten Montageformen 3.1, 3.2 und 3.3 dargestellt. Die entsprechenden Schnittbilder zeigen die räumliche Verstrebung der einzelnen Rohrstangen miteinander

14

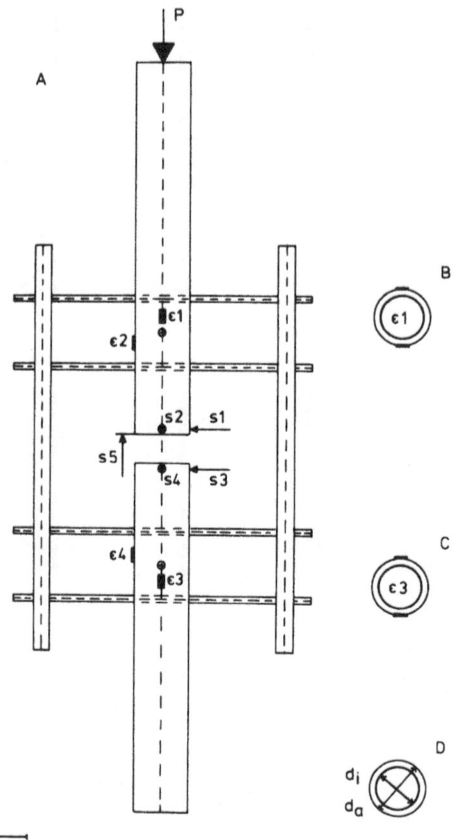

Abb. 11. Maßstabsgerecht sind das Knochenmodell mit der Defektsituation und der stabilisierende Rahmen dargestellt (*A*). ϵ 1–ϵ 4 stellen die auf das Aluminiumrohr aufgeklebten Dehnungsmeßstreifen dar, S 1–S 5 die Angriffspunkte für die Ohmschen Wegaufnehmer zur Messung der Seit- und Höhenverschieblichkeit der Fragmentenden. Die Schnittbilder des Aluminiumrohrs zeigen die Anordnung der Dehnungsmeßstreifen ϵ 1 und ϵ 3 auf der ventralen und dorsalen Seite des Rohrs (*B* und *C*) und die Durchmesser des Rohres (*D*)

1.4 bzw. 3.1 und 3.3 (Abb. 9 und 10) aus der Versuchsreihe 2 verglichen werden. Auf das mechanische Modell wurde ein konstantes Biegemoment von M = 2000 kp mm aufgebracht. Die Biegung des Knochenmodells erfolgte um die y-Achse bei minimaler und maximaler Beanspruchung (Abb. 16). An den Knotenpunkten wurden Verschiebungen und Verdrehungen in drei Richtungen, an den Elementen Schnittlasten (Normalkräfte, Querkräfte, Biege- und Torsionsmomente) errechnet.

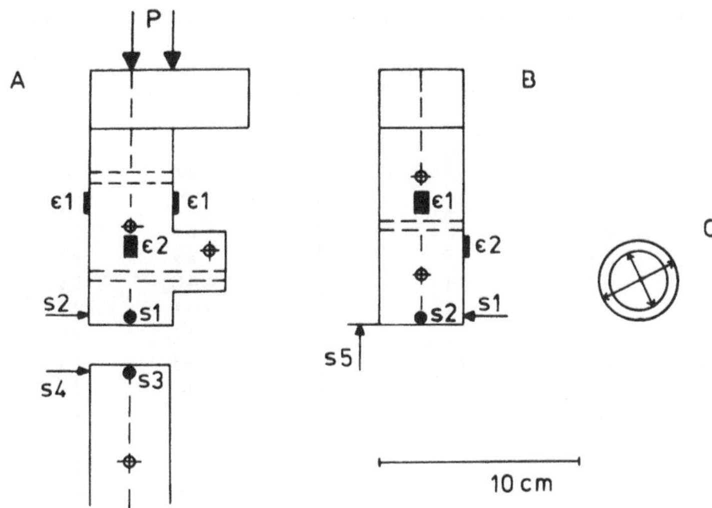

Abb. 12. Das proximale Fragment der Montageform für den metaphysären Bereich ist maßstabsgerecht in der Seitenansicht (*A*) und in der Aufsicht (*B*) dargestellt. Neben den Durchtrittsstellen für die Steinmann-Nägel und die Schanzschen Schrauben gehen aus der Darstellung die Anordnung der Dehnungsmeßstreifen ϵ und die Angriffspunkte für die Ohmschen Wegaufnehmer S 1–S 5 hervor. In das Schnittbild des Rohrs sind die Durchmesser eingezeichnet (*C*)

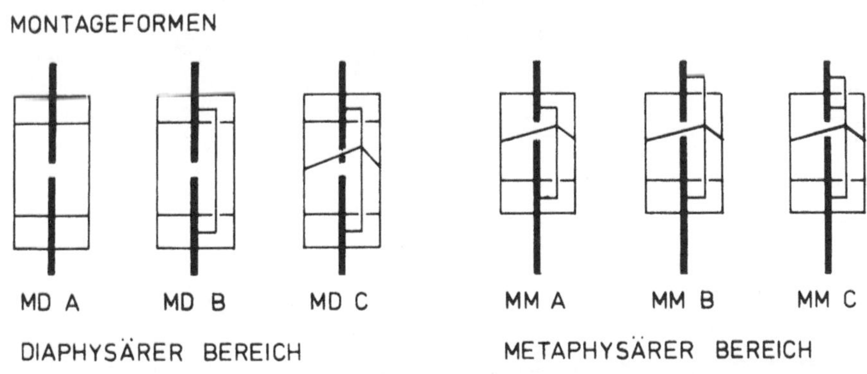

Abb. 13. Schematische Darstellung der Montageformen für die Finit-Element-Analyse

Tabelle 1. Elementdatei I für Typ 1

Nr.	Links	Rechts	Typ
1	2	9	1
2	9	16	
3	16	24	
4	24	32	
5	32	39	
6	39	47	
7	47	54	
8	2	3	
9	16	17	
10	24	25	
11	39	40	
12	54	55	
13	14	20	
14	20	28	
15	28	36	
16	36	43	
17	43	51	
18	13	14	
19	26	28	
20	37	36	
21	52	51	
22	8	15	
23	15	23	
24	23	30	
25	30	38	
26	38	46	
27	46	53	
28	53	60	
29	8	7	
30	23	22	
31	30	29	
32	46	45	
33	60	59	1

Tabelle 2. Elementdatei II für Typ 2

Nr.	Links	Rechts	Typ
34	3	4	2
35	4	6	
36	6	7	
37	10	12	
38	12	13	
39	17	18	
40	18	21	
41	21	22	
42	25	26	
43	26	29	
44	33	35	
45	35	37	
46	40	41	
47	41	44	
48	44	45	
49	48	50	
50	50	52	
51	55	56	
52	56	58	
53	58	59	2

3. Ergebnisse

Versuchsreihe 1

In der Versuchsreihe 1 wurde die Stabilität der Montagegrundformen A, B und C im diaphysären und metaphysären Bereich durch Messung der Seitverschieblichkeit der Fragmentenden in der Biegungsebene (Meßstellen 43 und 44) und senkrecht zur Biegungsebene (Meßstellen 41 und 42) untersucht und folgende Ergebnisse erzielt:

1. Bei den Montageformen an der Diaphyse (A 1, A 2, B 3.1, B 3.2) betrug die Seitverschieblichkeit des fest eingespannten distalen Fragmentendes, abhängig vom zentrisch (e = 0 mm) und exzentrisch (e = 10 mm, e = 20 mm) axial einwirkenden Druck 20—80 kp an der Meßstelle 43   ·

Tabelle 3. Elementdatei II für Typ 3

Nr.	Links	Rechts	Typ
54	1	5	3
55	5	11	
56	11	19	
57	19	27	
58	27	31	
59	31	34	
60	34	42	
61	42	49	
62	49	57	
63	57	61	
64	4	5	
65	6	5	
66	12	11	
67	18	19	
68	21	19	
69	35	34	
70	41	42	
71	44	42	
72	50	49	
73	56	57	
74	58	57	
75	10	11	
76	33	34	
77	48	49	3

Für A1: 0 mm (e = 0 mm)
0 mm (e = 10 mm)
0 bis 0,95 mm (e = 20 mm)

Für A 2: 0,04 bis 0,15 mm (e = 0 mm)
0 mm (e = 10 mm)
0 bis 0,06 mm (e = 20 mm)

Für B 3.1: 0,01 bis 0,04 mm (e = 0 mm)
0,06 bis 0,09 mm (e = 10 mm)
0,1 bis 0,18 mm (e = 20 mm)

Für B 3.2: 0 bis 0,03 mm (e = 0 mm)
0 bis 0,1 mm (e = 10 mm)
0 bis 0,1 mm (e = 20 mm)

An der Meßstelle 41

Für A 1: 0 bis 0,02 mm (e = 0 mm)
0 mm (e = 10 mm)
0 mm (e = 20 mm)

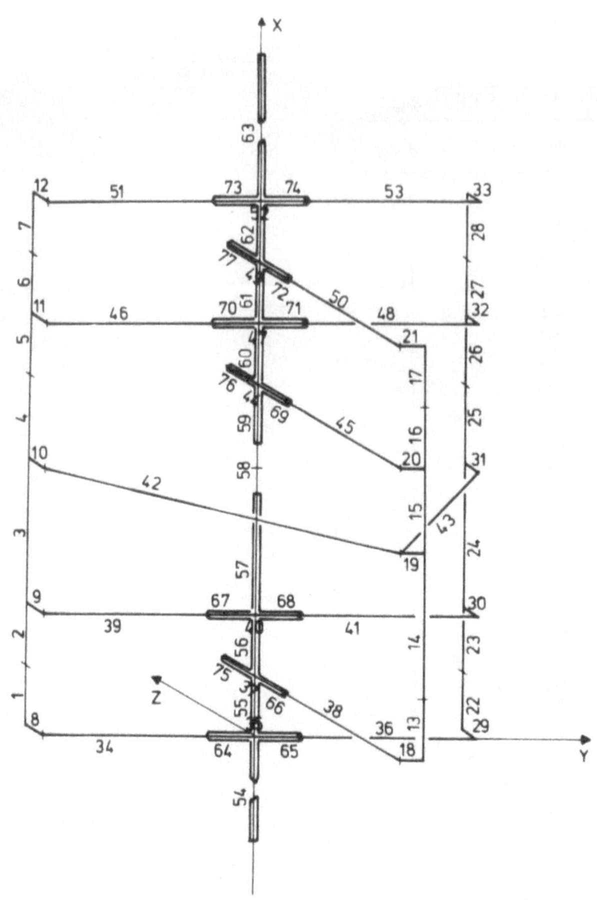

Abb. 14. Transformation der Montagemöglichkeiten in 77 finite Elemente

Für A 2:	0 bis 0,1 mm	(e = 0 mm)
	0 bis 0,07 mm	(e = 10 mm)
	0 mm	(e = 20 mm)
Für B 3.1:	0 mm	(e = 0 mm)
	0 mm	(e = 10 mm)
	0 bis 0,03 mm	(e = 20 mm)
Für B 3.2:	0 mm	(e = 0 mm)
	0,03 bis 0,1 mm	(e = 10 mm)
	0 mm	(e = 20 mm)

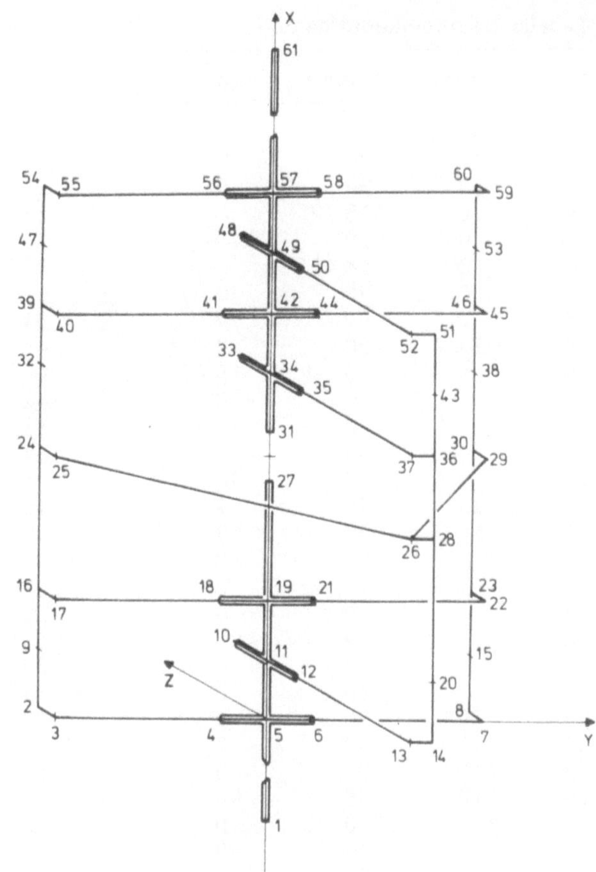

Abb. 15. Schematische Darstellung der 61 Knotenpunkte

Die Seitverschieblichkeit des proximalen Fragmentendes betrug an der Meßstelle 44

Für A 1:	0 bis 0,13 mm	(e = 0 mm)
	0,3 bis 1,47 mm	(e = 10 mm)
	0,79 bis 3,14 mm	(e = 20 mm)
Für A 2:	0,1 bis 0,6 mm	(e = 0 mm)
	0,05 bis 0,19 mm	(e = 10 mm)
	0,2 bis 0,89 mm	(e = 20 mm)
Für B 3.1:	0,2 bis 1,07 mm	(e = 0 mm)
	0,69 bis 3,74 mm	(e = 10 mm)
	1,27 bis 6,09 mm	(e = 20 mm)
Für B 3.2	0,3 bis 1,28 mm	(e = 0 mm)
	0,69 bis 2,9 mm	(e = 10 mm)
	1,07 bis 4,91 mm	(e = 20 mm)

Tabelle 4. Knotenkoordinaten I

Nr.	x (mm)	y (mm)	z (mm)
1	- 160	0	0
2	0	- 90	9
3	0	- 90	0
4	0	- 18.425	
5	0	0	
6	0	18.425	
7	0	90	0
8	0	90	9
9	25	- 90	9
10		0	18.425
11		0	0
12		0	- 18.425
13		0	- 90
14		9	- 90
15	25	90	9
16	50	- 90	9
17		- 90	0
18		- 18.425	0
19		0	0
20		9	- 90
21		18.425	0
22		90	0
23	50	90	9
24	110	- 90	9
25	110	- 90	0
26	110	0	- 90
27	100	0	0
28	110	9	- 90
29	110	90	0
30	110	90	9
31	120	0	0

Tabelle 5. Knotenkoordinaten II

Nr.	x (mm)	y (mm)	z (mm)
32	145	- 90	9
33		0	18.425
34		0	0
35		0	- 18.425
36		9	- 90
37		0	- 90
38	145	90	9
39	170	- 90	9
40		- 90	0
41		- 18.425	0
42		0	0
43		9	- 90
44		18.425	0
45		90	0
46	170	90	9
47	195	- 90	9
48		0	18.425
49		0	0
50		0	- 18.425
51		9	- 90
52		0	- 90
53	195	90	9
54	220	- 90	9
55		- 90	0
56		- 18.425	
57		0	
58		18.425	
59		90	0
60	220	90	9
61	390	0	0

Tabelle 6. Materialspezifische Daten für die Konstruktionsteile aus Stahl (Rohrstangen, Steinmann-Nägel, Schanzsche Schrauben $\hat{=}$ Typ 1 und 2) und für das Alu-Rohr (Typ 3). E = E-Modul [kp/mm^2], G = Gleitmodul [kp/mm^2]. I_x, I_y und I_z = die auf die x-, y- bzw. x-Achse bezogenen axialen Trägheitsmomente [mm^4], F = Querschnittsflächen [mm^2]

Typen Nr.	E	G	I_x	I_y	I_z	F
1	21000	8100	793.25	396.63	396.63	31.42
2	21000	8100	61.36	30.68	30.68	19.64
3	7000	2700	124.7×10^3	62.35×10^3	62.35×10^3	364.67

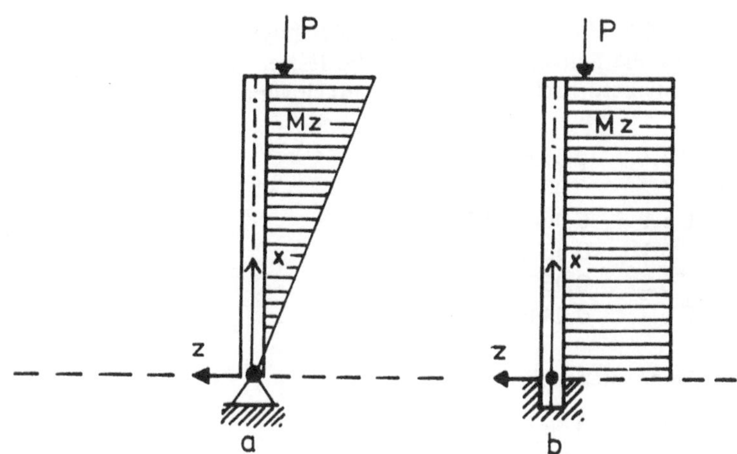

Abb. 16. a Biegemomentenverlauf bei gelenkiger Auflagerung des Stabes (= minimale Beanspruchung); **b** Biegemomentenverlauf bei einseitig eingespanntem Stabende (= maximale Beanspruchung)

An der Meßstelle 42

Für A 1: 0 bis 0,75 mm (e = 0 mm)
0,29 bis 0,78 mm (e = 10 mm)
0,26 bis 0,88 mm (e = 20 mm)

Für A 2: 0,2 bis 0,78 mm (e = 0 mm)
0,22 bis 0,68 mm (e = 10 mm)
0,26 bis 0,69 mm (e = 20 mm)

Für B 3.1: 0,38 bis 1,06 mm (e = 0 mm)
0,39 bis 1,55 mm (e = 10 mm)
0,39 bis 2,43 mm (e = 20 mm)

Für B 3.2: 0,26 bis 0,94 mm (e = 0 mm)
0,32 bis 1,5 mm (e = 10 mm)
0,26 bis 1,17 mm (e = 20 mm)

Das schlechteste Ergebnis erzielte der Hoffmann-Fixateur-externe (HFE). Bei exzentrisch axial (e = 20 mm) einwirkendem Druck von 80 kp betrug die Seitverschieblichkeit des proximalen Fragmentendes in der Biegungsebene (Meßstelle 44) 16,17 mm und die des distalen Fragmentendes (Meßstelle 43) 4,18 mm. Abb. 17 zeigt vergleichend die signifikanten Fragmentverschiebungen an der Meßstelle 44 nach exzentrisch axialer Belastung.

22

2. Bei den Montageformen an der Metaphyse (B 4.1, B 4.2, B 5.1, C 6.1, C 6.2, C 6.3) betrug die Seitverschieblichkeit des fest eingespannten distalen Fragmentendes, abhängig
vom exzentrisch axial (e = 20 mm) einwirkenden Druck, 20—80 kp. an der Meßstelle 43

für B 4.1:	0,05 bis 0,19 mm[a]
für B 4.2:	0,05 bis 0,19 mm
für B 5.1:	0,06 bis 0,14 mm
für C 6.1:	0 bis 0,14 mm
für C 6.2:	0,05 bis 0,19 mm
für C 6.3:	0,04 bis 0,14 mm

An der Meßstelle 41

für B 4.1:	0 bis 0,01 mm[a]
für B 4.2:	0 bis 0,08 mm
für B 5.1:	0 bis 0,04 mm
für C 6.1:	0 mm
für C 6.2:	0 mm
für C 6.3:	0 bis 0,08 mm

Die Seitverschieblichkeit des proximalen Fragmentendes betrug an der Meßstelle 44

für B 4.1:	2,65 bis 10,05 mm[a]
für B 4.2:	3,49 bis 16,81 mm
für B 5.1:	0,59 bis 2,75 mm
für C 6.1:	1,48 bis 6,4 mm
für C 6.2:	1,27 bis 5,51 mm
für C 6.3:	0,5 bis 1,87 mm

An der Meßstelle 42

für B 4.1:	0,59 bis 3,51 mm[b]
für B 4.2:	0,58 bis 7,02 mm
für B 5.1:	0,22 bis 0,28 mm
für C 6.1:	0,38 bis 1,15 mm
für C 6.2:	0,58 bis 1,37 mm
für C 6.3:	0 mm

Die Abb. 18 zeigt vergleichend die signifikanten Seitverschieblichkeitsunterschiede an der
Meßstelle 44 nach exzentrisch axialer Belastung.

In der Versuchsreihe 1 wurde neben der Stabilität in bezug auf die Fragmentverschiebungen die Beanspruchung der Rohrstangen (Dehnungsmeßstreifen 2—10) untersucht.
Über die gemessenen Dehnungen bei Belastung der Montagen bis zu 80 kp wurde die Druck-

---

a Nur bei der Montage B 4.1 konnte wegen einer meßtechnischen Panne der Wert bei
80 kp Belastung nicht ermittelt werden
b gemessen bei 60 kp Belastung

belastung in den Rohrstangen rechnerisch ermittelt (P = ϵ x E x A). Bei exzentrisch axialer Belastung der Montagen (e = 20 mm) betrugen die maximalen Drucke in den einzelnen Rohrstangen:

Montagen für den diaphysären Bereich

Montage	Druck P kp in den Rohrstangen 1, 2 und 3			
	P 1	P 2	P 3	P 2 + P 3 x 0,5
A 1	–	33,0	35,2	34,1
A 2	–	30,8	38,5	34,65
A 3.1	17,6	58,3	41,8	50,05
A 3.2	17,6	50,6	34,1	42,35

Montagen für den metaphysären Bereich

Montage	Druck P kp in den Rohrstangen 1, 2 und 3			
	P 1	P 2	P 3	P 2 + P 3 x 0,5
B 4.1	15,4	38,5[a]	28,6[a]	33,55
B 4.2	17,6	38,5	27,5	33
B 5.1	12,1	29,7	36,3	33
C 6.1	15,4	55,0	53,9	54,45
C 6.2	12,1	59,4	51,7	55,55
C 6.3	14,3	38,5	23,1	30,8

a   gemessen bei 60 kp Belastung

Die Abb. 19–27 zeigen die Abhängigkeit der Druckbelastung in den einzelnen Rohrstangen von der zunehmenden exzentrisch axialen Belastung (0–80 kp bei e = 20 mm) der Montageformen für den diaphysären und metaphysären Bereich. Die Rohrstangen 2 und 3 bilden mit den Steinmann-Nägeln den Rahmen, die Rohrstange 1 vervollständigt mit den Schanzschen Schrauben die Klammer. Zur besseren Übersicht wurde die rechnerisch ermittelte mittlere Druckbelastung in den Rohrstangen 2 und 3 gewählt.

Die Versuchsreihe 1 wurde abgeschlossen durch die Ermittlung der Biegungsebene der drei Rohrstangen (Abb. 8). Die errechneten Winkel a, gebildet aus der X-Achse und der Richtung der resultierenden Biegebeanspruchung σ_R des Rohrstangenquerschnitts, lagen bei exzentrisch axialer Belastung (e = 20 mm) von 60 kp für die Rohrstange 1 zwischen

70,9° und 78,0°

für die Rohrstangen 2 und 3 zwischen

13,2° und 51,7°.

Die resultierende Biegebeanspruchung des Rohrstangenquerschnitts schwankte für die Rohrstange 1 zwischen

4,01 kp/mm^2 und 12,7 kp/mm^2

für die Rohrstangen 2 und 3 zwischen

3,15 kp/mm^2 und 8,0 kp/mm^2.

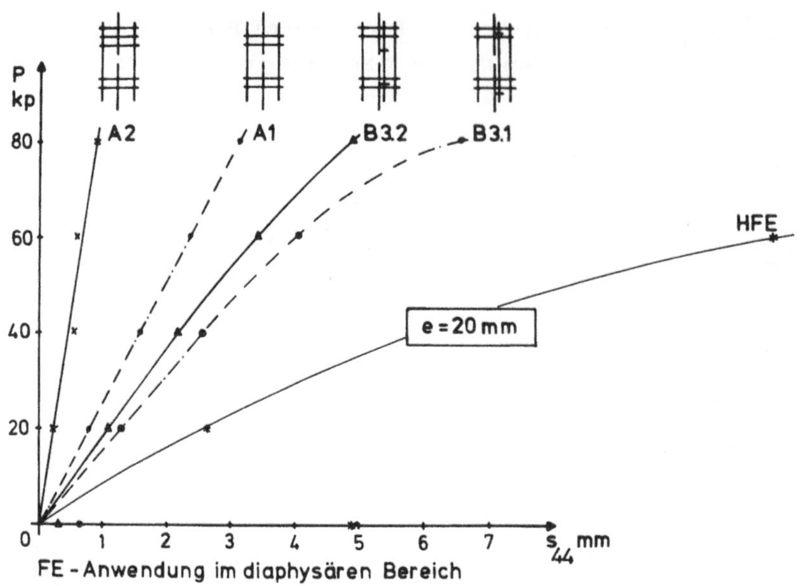

Abb. 17. Die schematisch abgebildeten Montageformen für den diaphysären Bereich (A 1, A 2, B 3.1 und B 3.2) sowie der Hoffmann-Fixateur-externe (HFE) werden in bezug auf die Seitverschieblichkeit des proximalen Fragmentendes in der Biegungsebene (Meßstelle 44) miteinander verglichen. In Abhängigkeit vom exzentrisch axial einwirkenden Druck P (Exzentrizität e = 20 mm) sind die registrierten Seitverschiebungen in das Koordinatensystem eingetragen

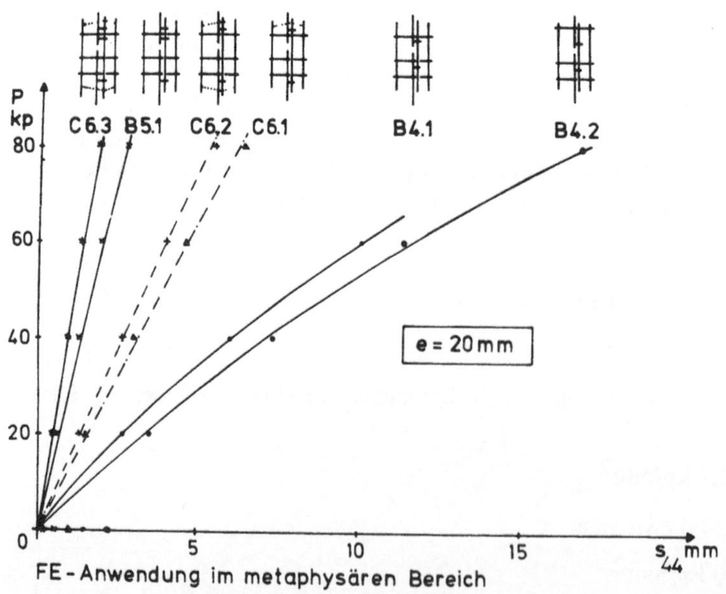

Abb. 18

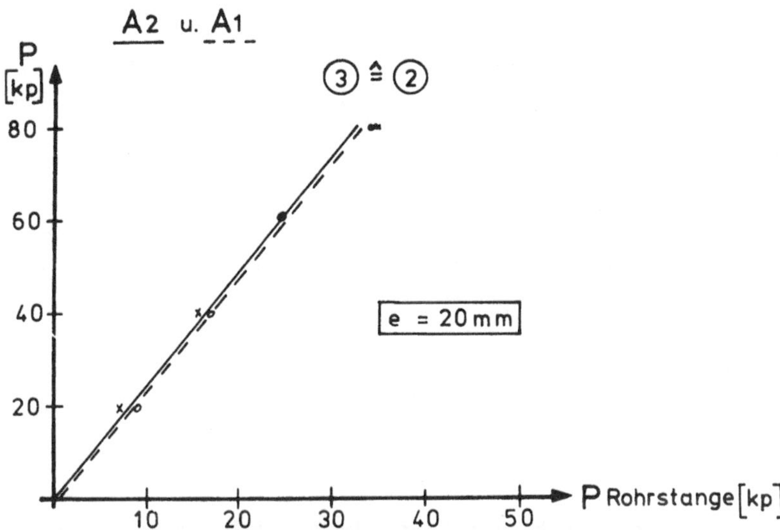

Abb. 19. Abhängigkeit der Druckaufnahme in den Rohrstangen 2 und 3 für die Montageform A 1 und A 2 bzw. in den Rohrstangen 1, 2 und 3 für die Montageformen 3.1, 3.2, 4.1, 4.2, 5.1, 6.1, 6.2 und 6.3 vom exzentrisch (e = 20 mm) axial einwirkenden Druck P

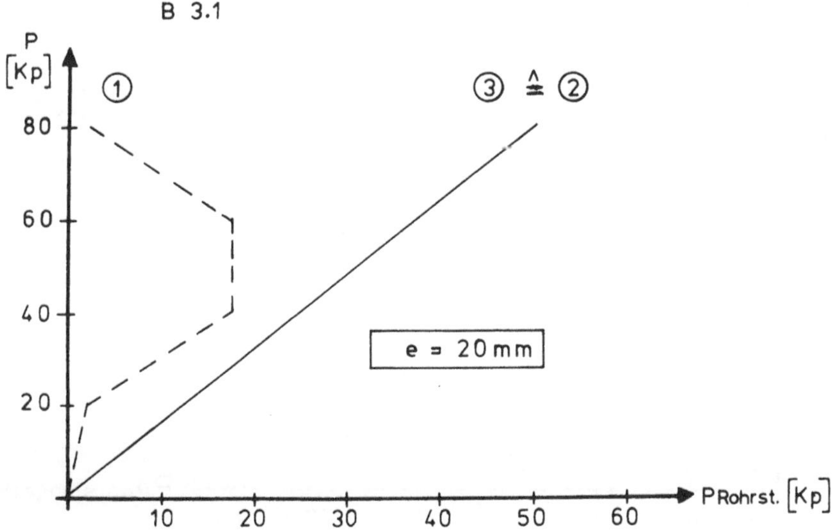

Abb. 20. S. Legende zu Abb. 19

◄ **Abb. 18.** Die schematisch dargestellten Montagen für den metaphysären Bereich (B 4.1, B 4.2, B 5.1, C 6.1, C 6.2 und C 6.3) werden in bezug auf die Seitverschieblichkeit des proximalen Fragmentendes in der Biegungsebene (Meßstelle 44) miteinander verglichen. In Abhängigkeit vom exzentrisch axial einwirkenden Druck P (Exzentrizität e = 20 mm) sind die Seitverschiebungen in das Koordinatensystem eingezeichnet

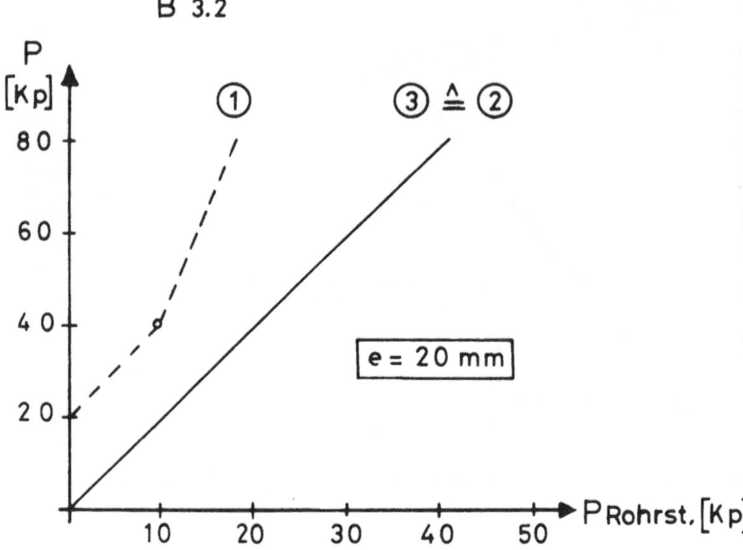

Abb. 21. S. Legende zu Abb. 19, S. 25

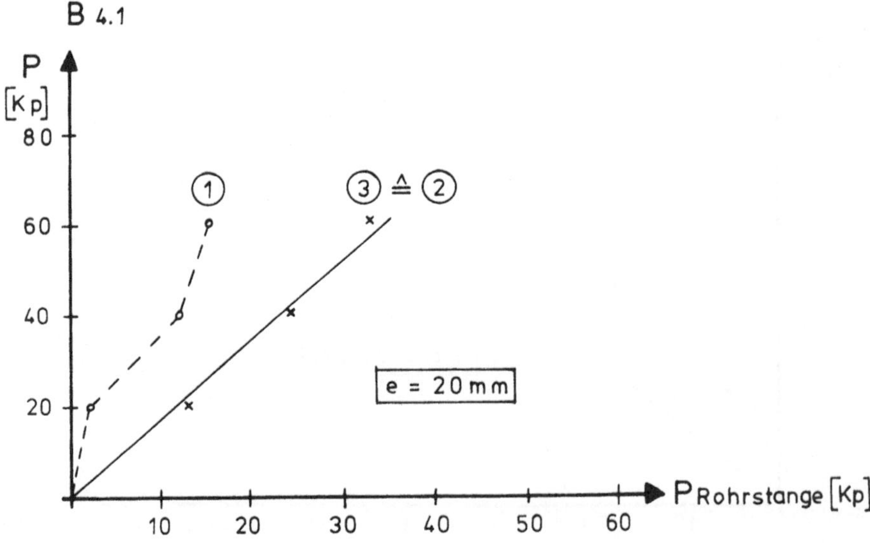

Abb. 22. S. Legende zu Abb. 19, S. 25

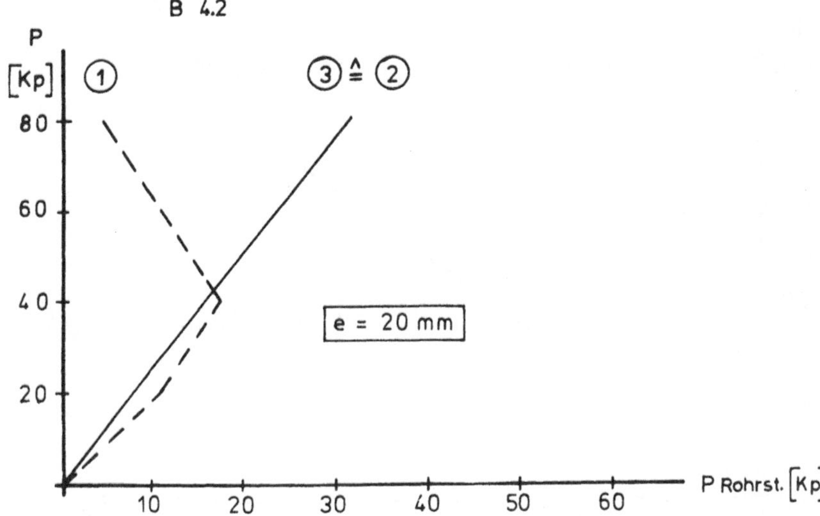

Abb. 23. S. Legende zu Abb. 19, S. 25

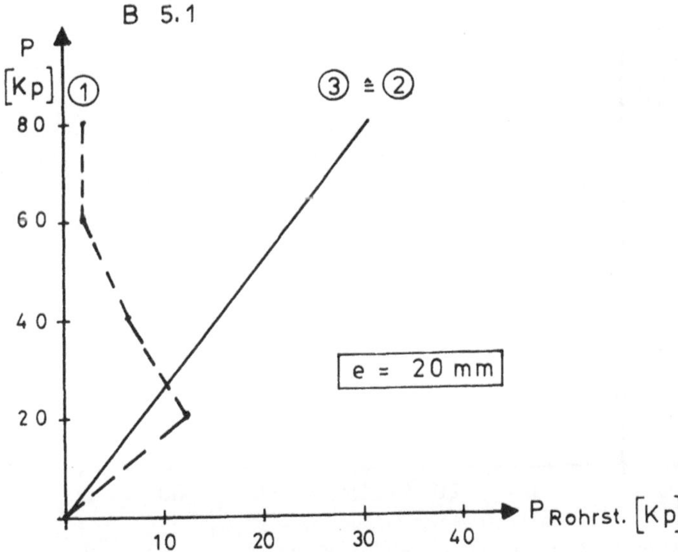

Abb. 24. S. Legende zu Abb. 19, S. 25

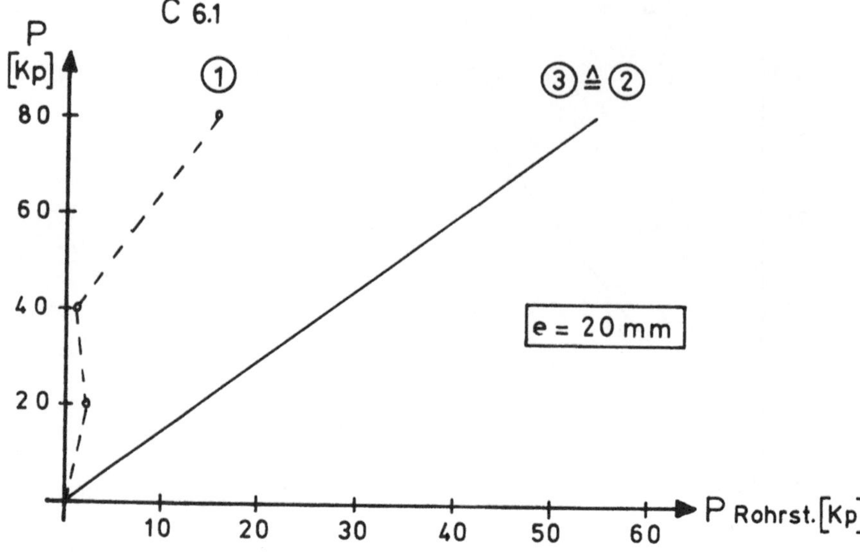

Abb. 25. S. Legende zu Abb. 19, S. 25

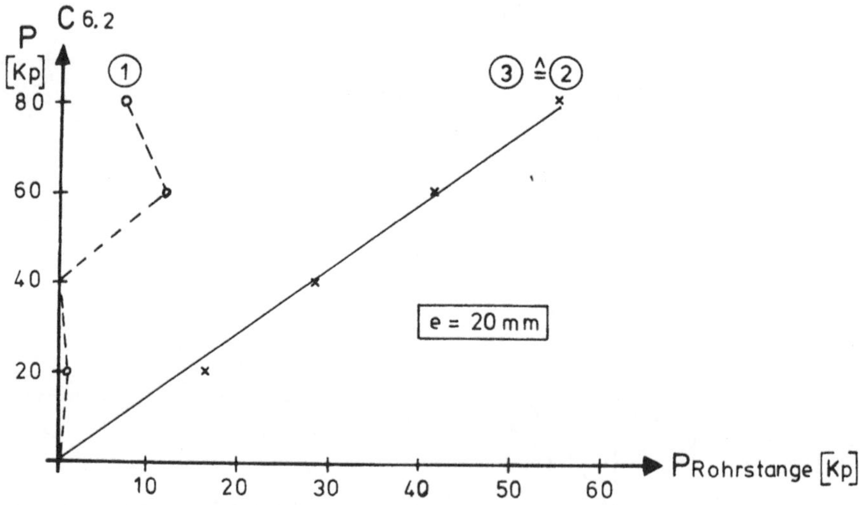

Abb. 26. S. Legende zu Abb. 19, S. 25

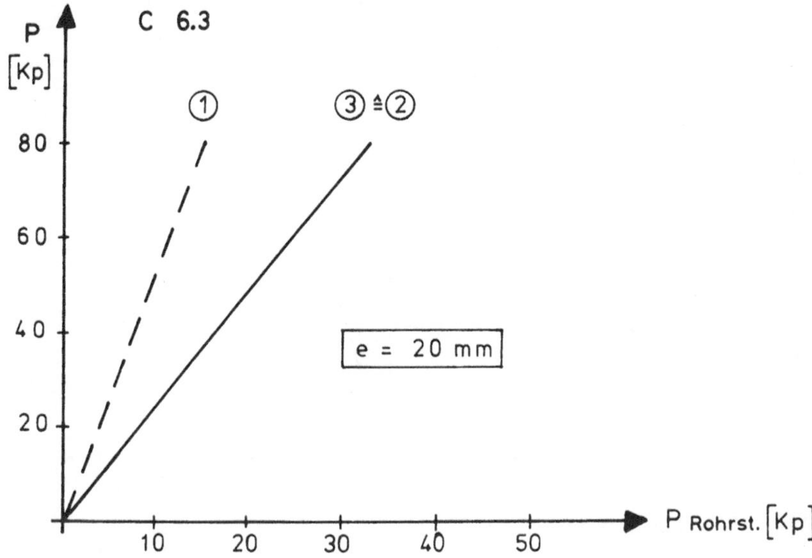

Abb. 27. S. Legende zu Abb. 19, S. 25

Die Abb. 28–36 zeigen vergleichend die Richtung des Vektors σ_R für alle Montageformen der Versuchsreihe 1.

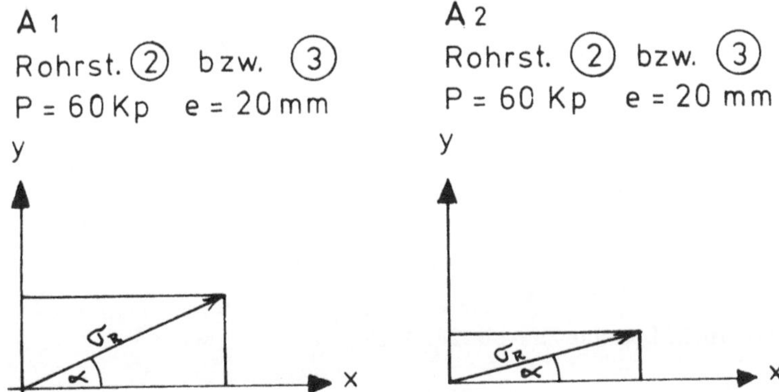

Abb. 28. Darstellung der Richtung des Vektors σ_R bei exzentrisch (e = 20 mm) axial einwirkendem Druck (P = 60 kp) in den Rohrstangenquerschnitten 1 bis 3

B 3.1

Rohrst. ② bzw ③   Rohrst. ①

P = 60 Kp   e = 20 mm

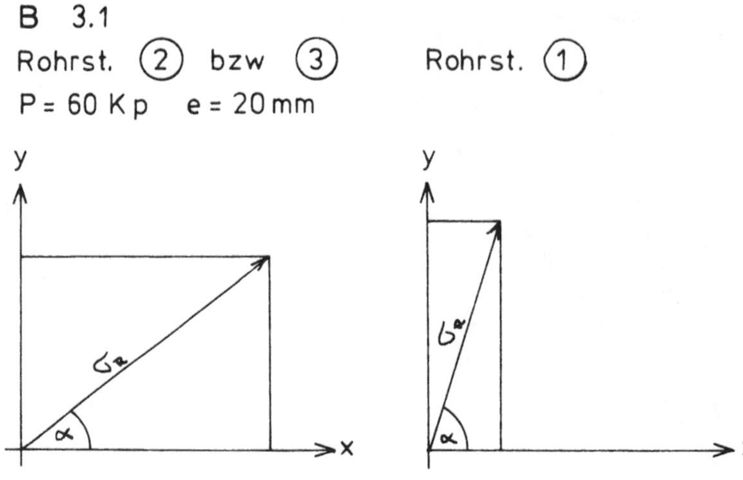

Abb. 29. S. Legende zu Abb. 28, S. 29

B 3.2

Rohrst. ② bzw ③   Rohrst. ①

P = 60 Kp   e = 20 mm

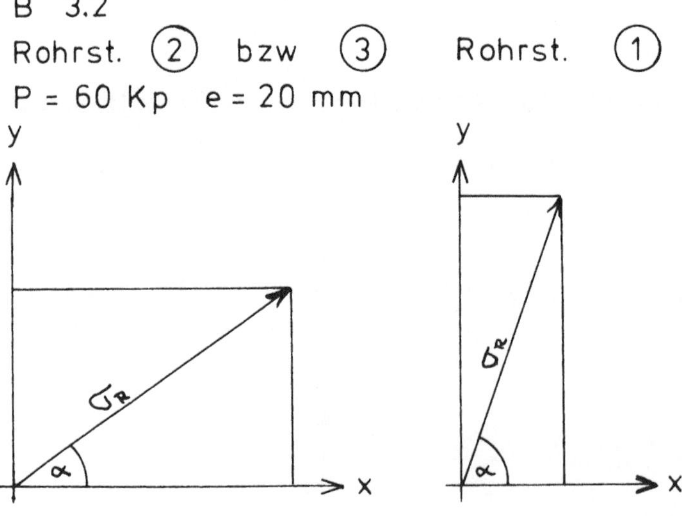

Abb. 30. S. Legende zu Abb. 28, S. 29

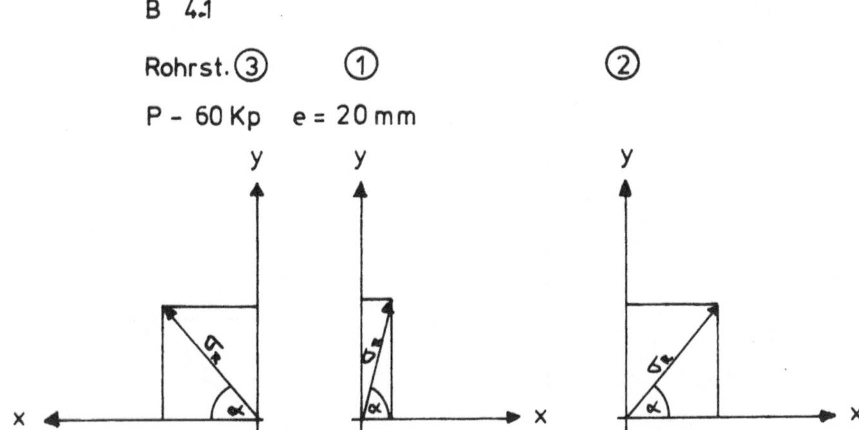

Abb. 31. S. Legende zu Abb. 28, S. 29

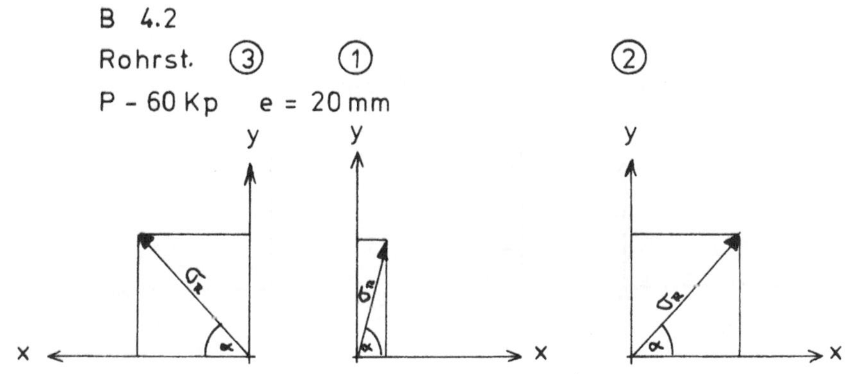

Abb. 32. S. Legende zu Abb. 28, S. 29

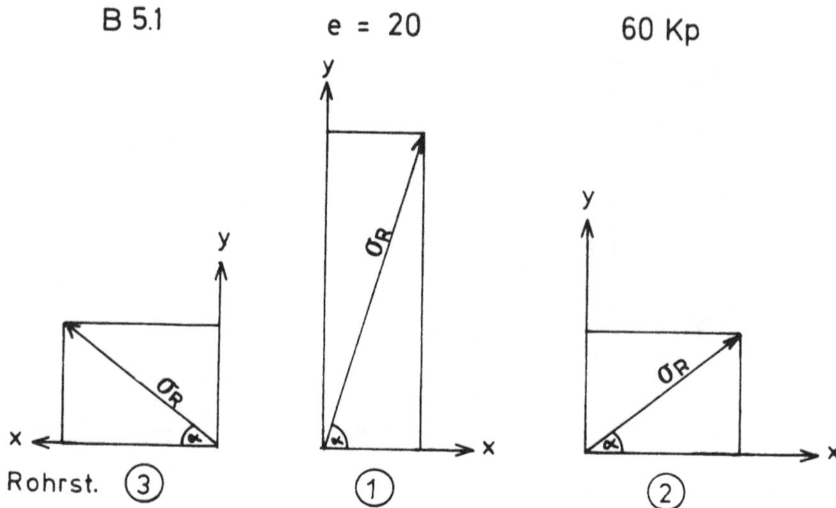

Abb. 33. S. Legende zu Abb. 28, S. 29

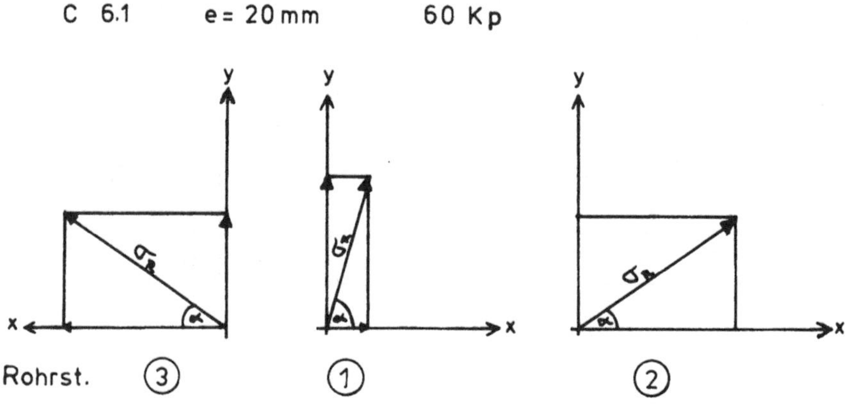

Abb. 34. S. Legende zu Abb. 28, S. 29

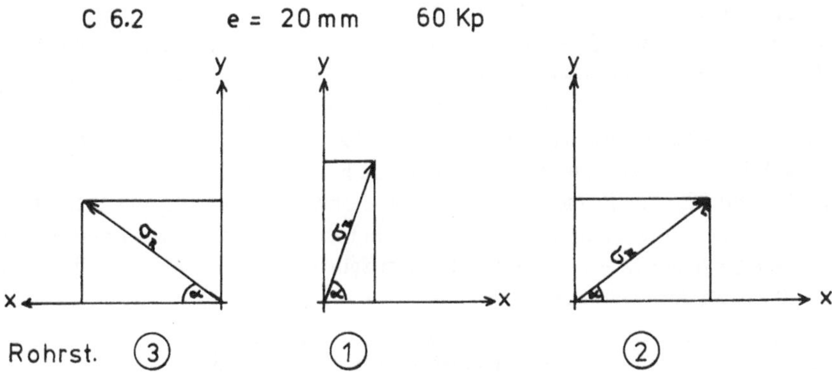

Abb. 35. S. Legende zu Abb. 28, S. 29

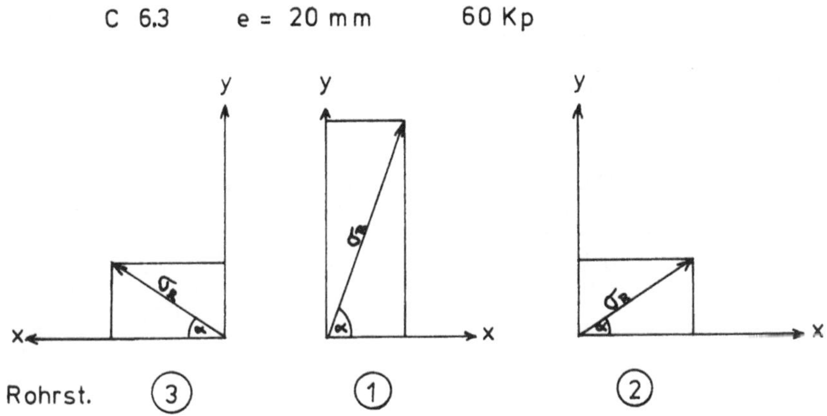

Abb. 36. S. Legende zu Abb. 28, S. 29

34

Versuchsreihe 2

In der Versuchsreihe 2 wurden abgeänderte Montageformen getestet (Abb. 9 und 10). Die Messung der Seitverschieblichkeit der Fragmentenden in der Biegungsebene (Meßstellen S 2 und S 4, Abb. 11) und senkrecht zur Biegungsebene (Meßstelle S 1 und S 3) wurde durch die Messung der Höhenverschieblichkeit des proximalen Fragments ergänzt (Meßstelle S 5). Folgende Ergebnisse wurden erzielt:

1. Bei den Montageformen an der Diaphyse ohne Vorspannung der Steinmann-Nägel (1.1– 1.4) betrug die maximale Seitverschieblichkeit des proximalen Fragmentendes, abhängig vom zentrisch (e = 0 mm) und exzentrisch (e = 20 mm) axial einwirkenden Druck 10– 80 kp, an der Meßstelle S 2

Montage	Max. Seitverschieblichkeit in mm bei S 2	
	e = 0 mm	e = 20 mm
1.1	0,78	4,16
1.2	1,19	4,1
1.3	1,19	3,0
1.4	1,08	3,47

Die Seitverschieblichkeit an der Meßstelle S 2 betrug nach Vorspannung der Steinmann-Nägel:

Montage	Max. Seitverschieblichkeit in mm bei S 2	
	e = 0 mm	e = 20 mm
1.5	0,23	3,1
1.6	0,75	3,0
1.7	0,86	2,51
1.8	0,71	3,28

Die Seitverschieblichkeit des fest eingespannten distalen Fragmentendes betrug an der Meßstelle S 4 bei den Montagen ohne Vorspannung der Steinmann-Nägel (1.1–1.4) und mit Vorspannung der Steinmann-Nägel (1.5–1.8):

Montage	Max. Seitverschieblichkeit in mm bei S 4	
	e = 0 mm	e = 20 mm
1.1	0,09	0,2
1.2	0,15	0,2
1.3	0,1	0,24
1.4	0,01	0,24
1.5	0,01	0,12
1.6	0,01	0,21
1.7	0,08	0,12
1.8	0,13	0,19

Die maximale Seitverschieblichkeit der Fragmentenden bei S 1 und S 3, d.h. in der Ebene des Rahmens, betrug:

Montage	Max. Seitverschieblichkeit in mm bei S 1	
	e = 0 mm	e = 20 mm
1.1	0,36	0,4
1.2	0,31	0,31
1.3	0,31	0,41
1.4	0,42	0,41
1.5	0,05	0,07
1.6	0,09	0,16
1.7	0,31	0,18
1.8	0,33	0,13

Montage	Max. Seitverschieblichkeit in mm bei S 3	
	e = 0 mm	e = 20 mm
1.1	0,08	0,14
1.2	0,1	0,11
1.3	0,11	0,20
1.4	0,21	0,08
1.5	0,18	0,22
1.6	0,17	0,2
1.7	0,16	0,11
1.8	0,1	0,22

Die Abb. 37 und 38 zeigen die Leistungsfähigkeit der Montageformen in bezug auf die Fragmentstabilisierung, wobei die signifikantesten Verschiebungen (Meßstelle S 2, e = 20 mm) zum Vergleich herangezogen werden.

2. Bei den Montageformen an der Metaphyse (2.1, 3.1–3.3) betrug die Seitverschieblichkeit der Fragmentenden in der Biegungsebene (Meßstellen S 2 und S 4, Abb. 12) in Abhängigkeit vom zentrisch (e = 0 mm) oder exzentrisch (e = 20 mm) axial einwirkenden Druck 10–80 kp:

Montage	Max. Seitverschieblichkeit in mm bei S 2	
	e = 0 mm	e = 20 mm
2.1	6,19	0,6
3.1	1,89	6,23
3.2	1,89	5,14
3.3	1,29	2,99

Montage	Max. Seitverschieblichkeit in mm bei S 4	
	e = 0 mm	e = 20 mm
2.1	0,19	0,19
3.1	0,12	0,43
3.2	0,1	0,37
3.3	0,11	0,22

Bei der Messung der Seitverschieblichkeit in der Ebene senkrecht zur Biegungebene, d.h. der Ebene des Rahmens, wurden folgende Fragmentverschiebungen registriert (Meßstellen S 1 und S 3):

Montage	Max. Seitverschieblichkeit in mm bei S 1	
	e = 0 mm	e = 20 mm
2.1	0,4	0,29
3.1	0,39	0,62
3.2	0,38	0,69
3.3	0,21	0,42

Montage	Max. Seitverschieblichkeit in mm bei S 3	
	e = 0 mm	e = 20 mm
2.1	0,22	0,31
3.1	0,2	0,21
3.2	0,21	0,15
3.3	0,21	0,12

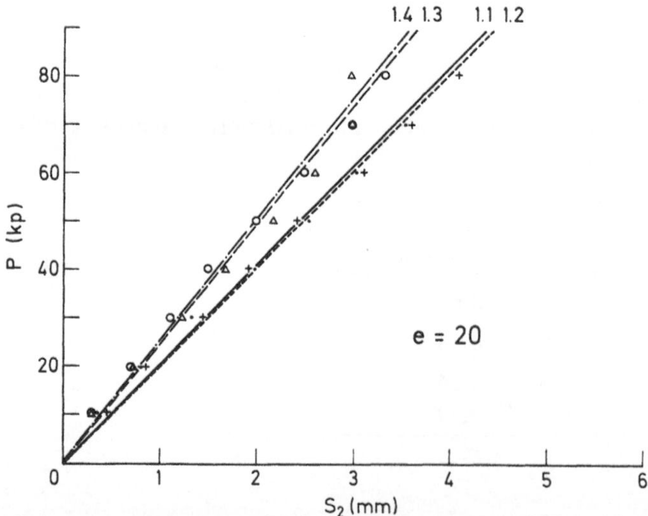

Abb. 37. Abhängigkeit der Verschiebung des Fragmentendes an der Meßstelle S 2 vom exzentrisch (e = 20 mm) axial einwirkenden Druck P bei den Montageformen 1.1 bis 1.4

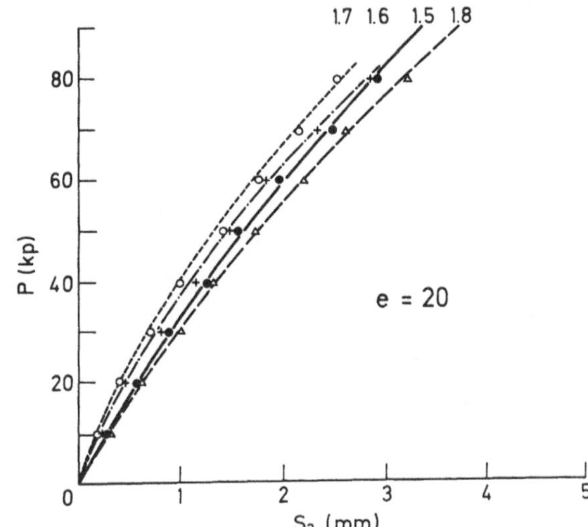

Abb. 38. Abhängigkeit der Verschiebung des Fragmentendes an der Meßstelle S 2 vom exzentrisch (e = 20 mm) axial einwirkenden Druck P bei den Montageformen 1.5 bis 1.8

Die Abb. 39 und 40 zeigen vergleichend die signifikantesten Fragmentverschiebungen (Meßstelle S 2) in Abhängigkeit von der Druckeinleitung (e = 0 mm und e = 20 mm).

Bei der Montageform 2.1 kommt es an der Meßstelle S 2 beim Übergang von zentrisch axialer Belastung zu exzentrisch axialer Belastung zu einer Richtungsänderung der Fragmentverschiebung und damit zu einer Änderung des Biegungssinns (Abb. 41).

3. Die Messung der Höhenverschieblichkeit des proximalen Fragmentendes (Meßstelle S 5, Abb. 11 und 12) ergab für alle Montageformen folgende Wegstrecken:

Montage	Max. Höhenverschieblichkeit in mm bei S 5	
	e = 0 mm	e = 20 mm
1.1	4,63	4,41
1.2	3,95	3.84
1.3	3,94	3,79
1.4	4,28	3,95
1.5	2,55	2,70
1.6	2,39	2,36
1.7	2,73	2,25
1.8	2,65	2,76

Montage	Max. Höhenverschieblichkeit in mm bei S 5	
	e = 0 mm	e = 20 mm
2.1	6,23[a]	4,34
3.1	4,92	5,41
3.2	4,66	4,84
3.3	4,55	4,82

a Wert in Wirklichkeit größer, da der Wegaufnehmer klemmte

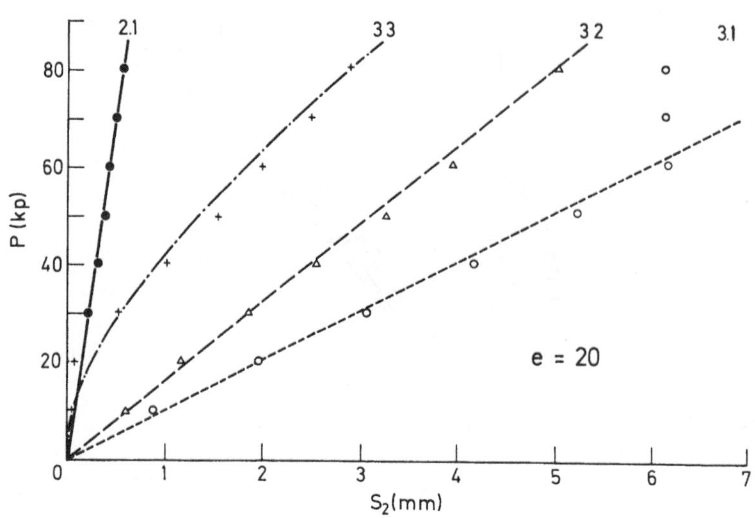

Abb. 39. Abhängigkeit der Verschiebung des Fragmentendes an der Meßstelle S 2 vom exzentrisch (e = 20 mm) axial einwirkenden Druck P bei den Montageformen 2.1 und 3.1 bis 3.3

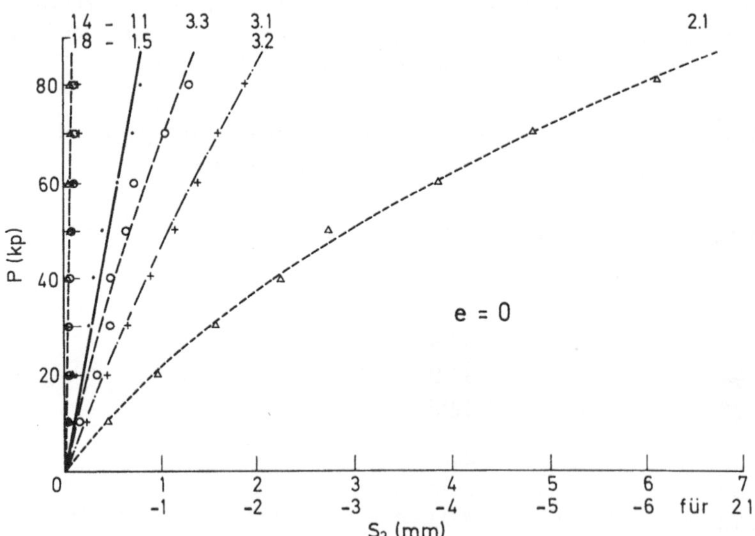

Abb. 40. Vergleichende Darstellung der Abhängigkeit der Verschiebung des Fragmentendes an der Meßstelle S 2 vom zentrisch (e = 0 mm) axial einwirkenden Druck P für alle Montageformen der 2. Versuchsreihe

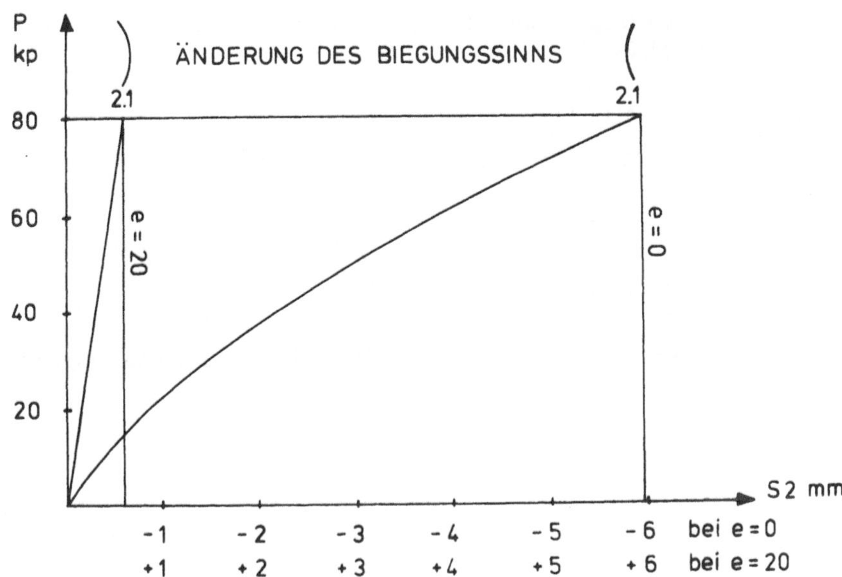

Abb. 41. Abhängigkeit der Verschiebung des Fragmentendes an der Meßstelle S 2 vom zentrisch (e = 0 mm) und exzentrisch (e = 20 mm) axial einwirkenden Druck P und Abhängigkeit des Biegungssinns des Knochenmodells von der Art der Belastung bei der Montageform 2.1

Die Abb. 42—44 zeigen vergleichend die Höhenverschieblichkeit des proximalen Fragmentendes in Abhängigkeit vom zentrisch axial einwirkenden Druck 10—80 kp.

In der Versuchsreihe 2 wurden außerdem die Biegebeanspruchung des Knochenmodellquerschnitts (Meßstellen ϵ 1 und ϵ 3) und die Druckspannungen im Querschnitt (Meßstellen ϵ 2 und ϵ 4) gemessen. Folgende Druck- und Biegespannungen wurden registriert:

1. Bei den Montageformen an der Diaphyse ohne Vorspannung der Steinmann-Nägel (1.1—1.4) betrugen die maximalen Biegespannungen σ_B im proximalen Fragment, abhängig vom zentrisch (e = 0 mm) und exzentrisch (e = 20 mm) axial einwirkenden Druck 10—80 kp, an der Meßstelle ϵ 1:

Montage	Max. Biegungsspannung σ_B in kp/cm^2 bei ϵ 1	
	e = 0 mm	e = 20 mm
1.1.	—^{a}	21,96
1.2	15,48	10,08
1.3	15,56	10,08
1.4	16,92	9,72

a Bei Dehnungen ϵ von weniger als 4,0 μD wurden die dabei aufgetretenen Spannungen vernachlässigt.

Die maximalen Biegespannungen σ_B mit Vorspannung der Steinmann-Nägel (1.5–1.8) betrugen an der Meßstelle ϵ 1:

Montage	Max. Biegespannung σ_B in kp/cm^2 bei ϵ 1	
	e = 0 mm	e = 20 mm
1.5	–a	19,08
1.6	8,28	16,56
1.7	7,2	18,36
1.8	11,52	18,0

a Bei Dehnungen ϵ von weniger als 4,0 μD wurden die dabei aufgetretenen Spannungen vernachlässigt.

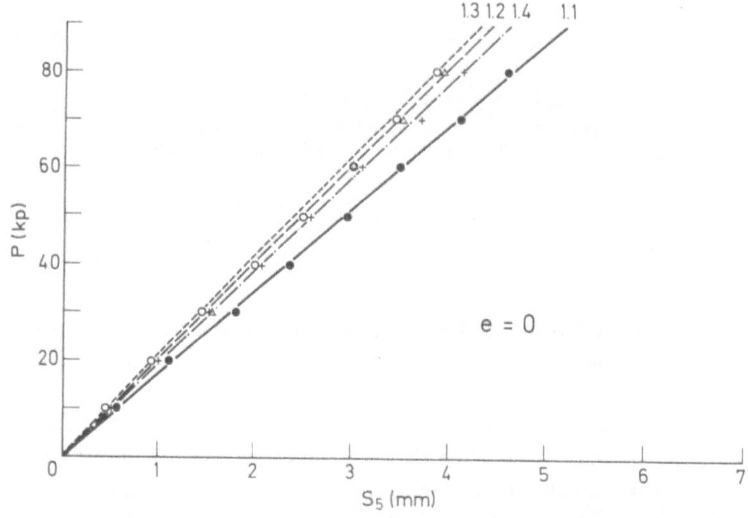

Abb. 42. Abhängigkeit der Höhenverschiebung des proximalen Fragmentendes in axialer Richtung (Meßstelle S 5) vom zentrisch (e = 0 mm) axial einwirkenden Druck P für alle Montageformen der 2. Versuchsreihe

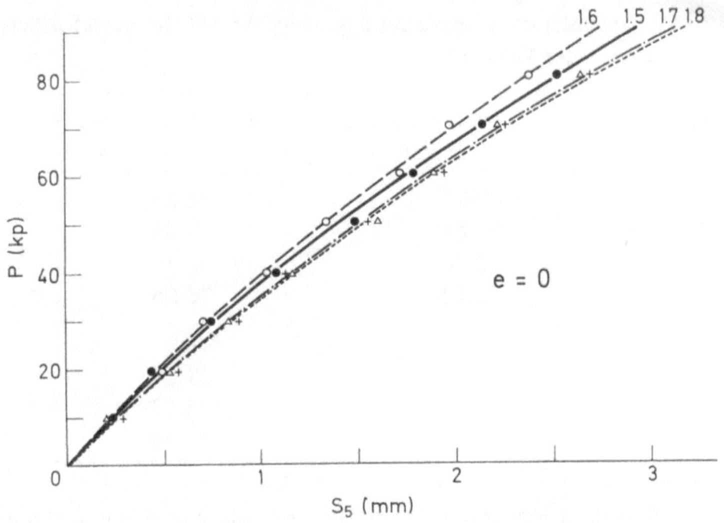

Abb. 43. S. Legende zu Abb. 42, S. 40

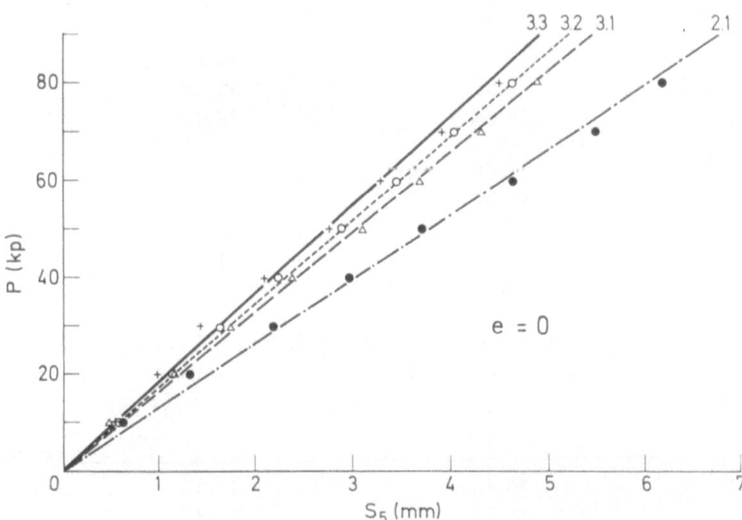

Abb. 44. S. Legende zu Abb. 42, S. 40

42

Die maximalen Biegespannungen σ_B für alle Montageformen im diaphysären Bereich betrugen an der Meßstelle ϵ 3:

Montage	Max. Biegespannung σ_B in kp/cm² bei ϵ 3	
	e = 0 mm	e = 20 mm
1.1.	7,92	16,56
1.2	29,88	40,68
1.3	32,76	45,36
1.4	33,12	46,08
1.5	–	18,0
1.6	18,36	29,52
1.7	21,96	33,12
1.8	27,0	42,84

An maximalen Druckspannungen σ_D im Knochenmodellquerschnitt wurden bei ϵ 2 registriert:

Montage	Max. Druckspannung σ_D in kp/cm² bei ϵ 2	
	e = 0 mm	e = 20 mm
1.1	37,44	43,2
1.2	36,72	33,12
1.3	34,56	31,68
1.4	26,64	25,92
1.5	53,28	46,8
1.6	49,68	46,8
1.7	51,12	38,16
1.8	51,84	51,12

Die maximalen Druckspannungen σ_D betrugen bei ϵ 4:

Montage	Max. Druckspannung σ_D in kp/cm² bei ϵ 4	
	e = 0 mm	e = 20 mm
1.1	36,72	37,44
1.2	35,28	27,36
1.3	35,28	33,12
1.4	6,48	9,36
1.5	15,12	10,8
1.6	13,68	15,12
1.7	18,72	8,64
1.8	13,68	6,48

Die Abb. 45–53 zeigen vergleichend die Biegebeanspruchung und Druckbeanspruchung des Knochenmodelquerschnitts nach Stabilisierung mit den Montageformen 1.1–1.8 (diaphysärer Bereich).

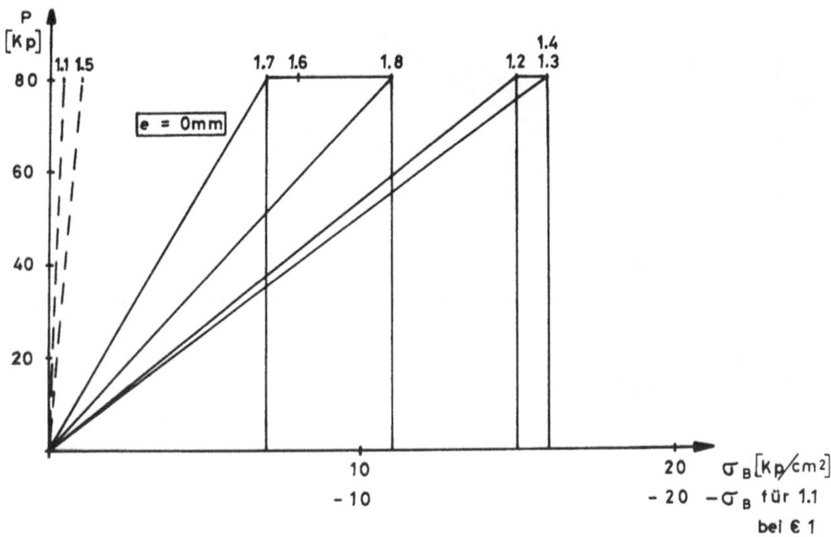

Abb. 45. Abhängigkeit der Biegespannung σ_B an der Meßstelle ϵ 1 vom zentrisch (e = 0 mm) bzw. exzentrisch (e = 20 mm) axial einwirkenden Druck P bei Fixierung des proximalen Fragments durch die Montageformen 1.1 bis 1.8

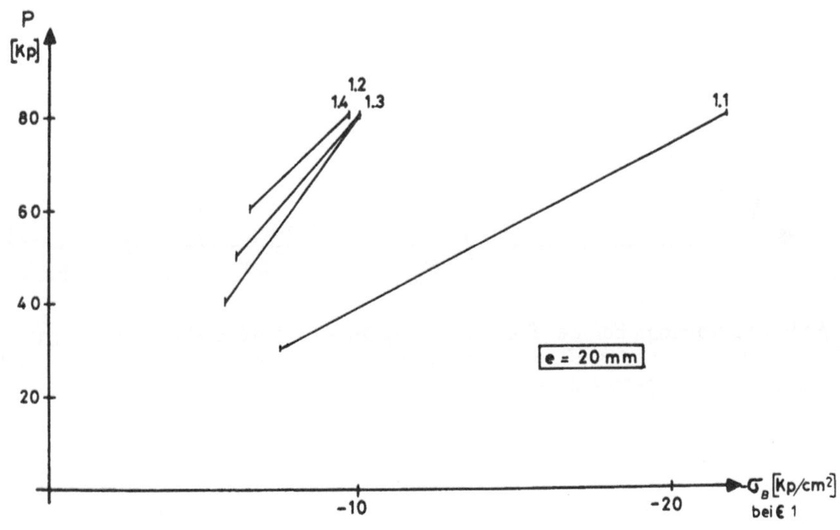

Abb. 46. S. Legende zu Abb. 45

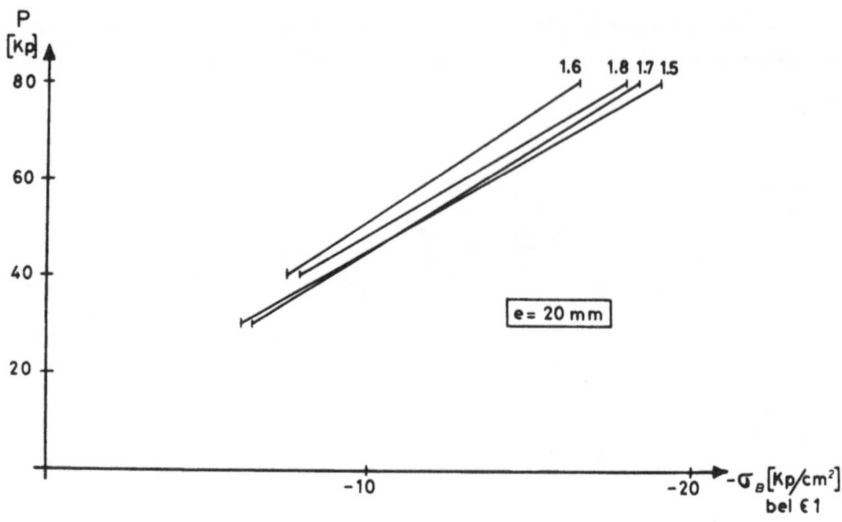

Abb. 47. S. Legende zu Abb. 45, S. 43

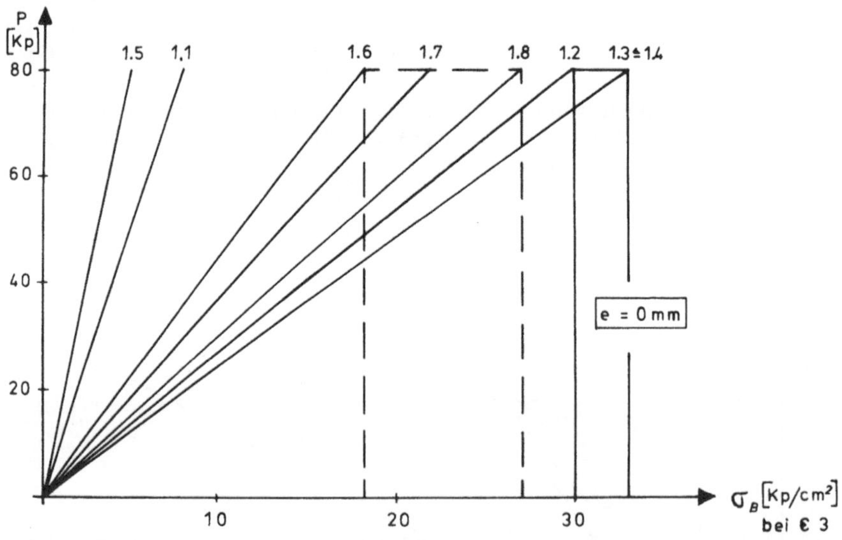

Abb. 48. Abhängigkeit der Biegespannung σ_B an der Meßstelle ϵ 3 vom zentrisch (e = 0 mm) bzw. exzentrisch (e = 20 mm) einwirkenden Druck P bei Fixierung des distalen Fragments durch die Montageformen 1.1 bis 1.8

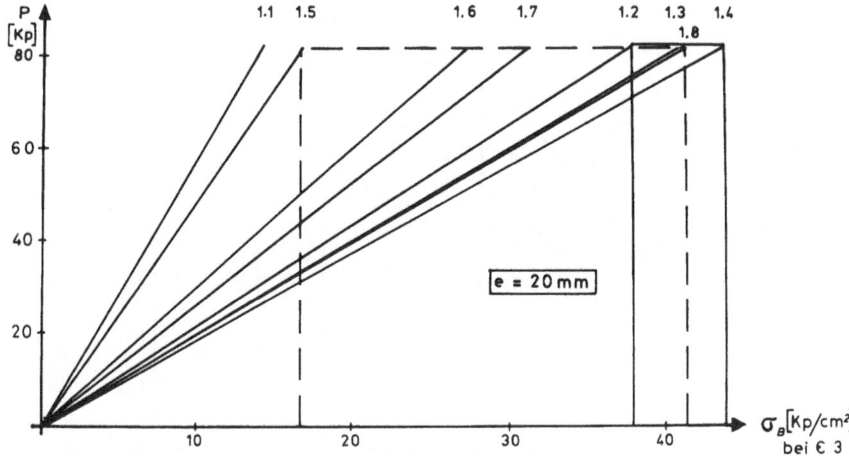

Abb. 49. S. Legende zu Abb. 48, S. 44

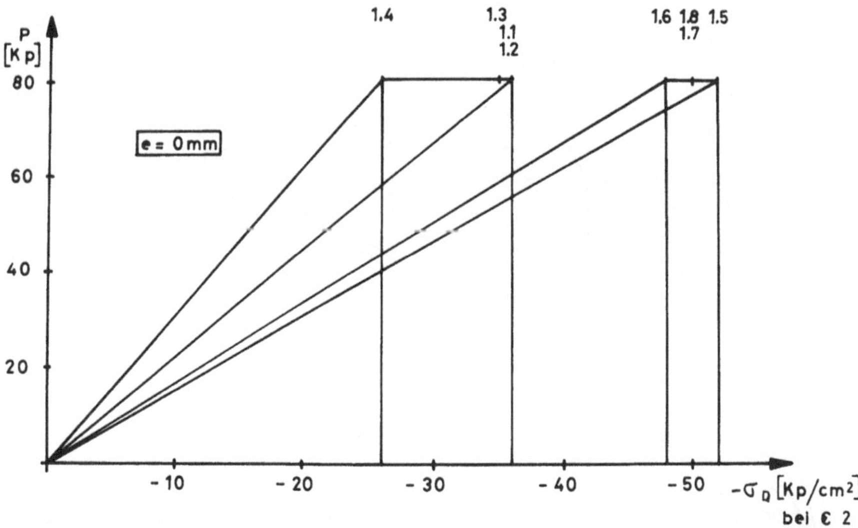

Abb. 50. Abhängigkeit der Druckspannung σ_D an der Meßstelle ϵ 2 vom zentrisch (e = 0 mm) bzw. exzentrisch (e = 20 mm) axial einwirkenden Druck P bei Fixierung des proximalen Fragments durch die Montageformen 1.1 bis 1.8

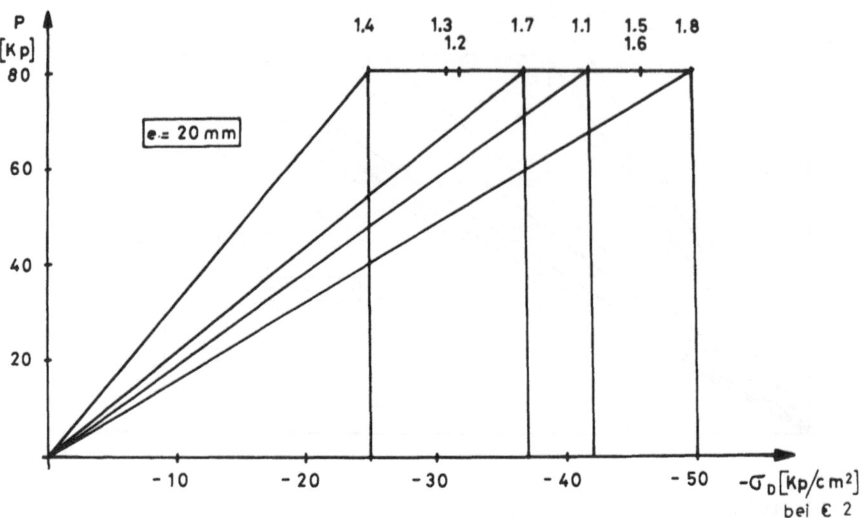

Abb. 51. S. Legende zu Abb. 50, S. 45

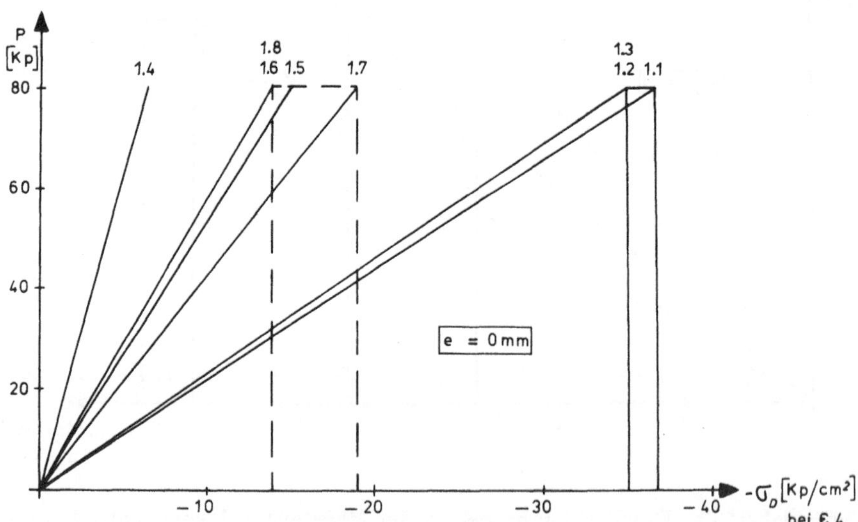

Abb. 52. Abhängigkeit der Druckspannung σ_D an der Meßstelle ϵ 4 vom zentrisch (e = 0 mm) bzw. exzentrisch (e = 20 mm) axial einwirkenden Druck P bei Fixierung des distalen Fragments durch die Montageformen 1.1 bis 1.8

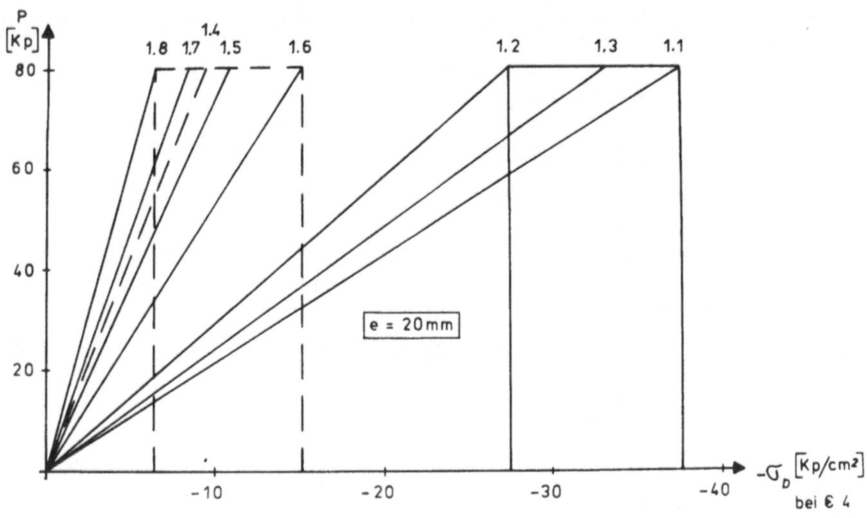

Abb. 53. S. Legende zu Abb. 52, S. 46

2. Bei den Montageformen an der Metaphyse (2.1, 3.1 bis 3.3) wurde die Beanspruchung des Knochens unter derselben Belastungsart gemessen wie an der Diaphyse. Die maximalen Biegespannungen σ_B an den Meßstellen ϵ 1 und ϵ 3 betrugen:

Montage	Max. Biegespannung σ_B in kp/cm² bei ϵ 1	
	e = 0 mm	e = 20 mm
2.1	1,08	18,72
3.1	2,16	27,0
3.2	2,16	21,24
3.3	5,04	24,12

Montage	Max. Biegespannung σ_B in kp/cm² bei ϵ 3	
	e = 0 mm	e = 20 mm
2.1	23,04	6,12
3.1	21,24	64,8
3.2	31,32	50,4
3.3	24,12	41,04

48

Die maximalen Druckspannungen σ_D an den Meßstellen ϵ 2 und ϵ 4 betrugen:

Montage	Max. Druckspannung σ_D in kp/cm^2 bei ϵ 2	
	e = 0 mm	e = 20 mm
2.1	2,39	7,2
3.1	0,8	4,78
3.2	7,2	—
3.3	1,6	10,08

Montage	Max. Druckspannung σ_D in kp/cm^2 bei ϵ 4	
	e = 0 mm	e = 20 mm
2.1	15,12	15,12
3.1	21,6	17,28
3.2	15,12	18
3.3	30,24	9,36

Die Abb. 54–58 zeigen vergleichend die Biege- und Druckbeanspruchung des Knochenmodellquerschnitts nach Stabilisierung mit den Montageformen 2.1, 3.1–3.3 (metaphysärer Bereich).

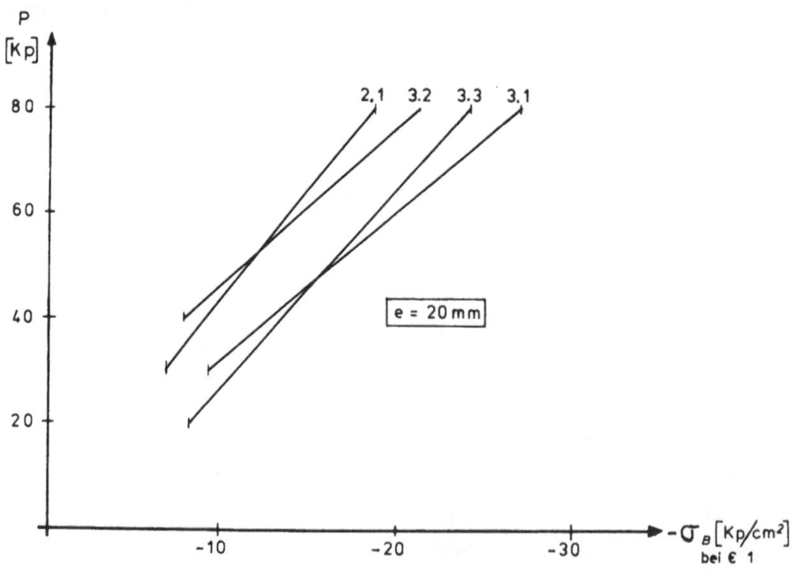

Abb. 54. Abhängigkeit der Biegespannung σ_B an der Meßstelle ϵ 1 vom exzentrisch (e = 20 mm) axial einwirkenden Druck P bei Fixierung des proximalen Fragments durch die Montageformen 2.1 und 3.1 bis 3.3

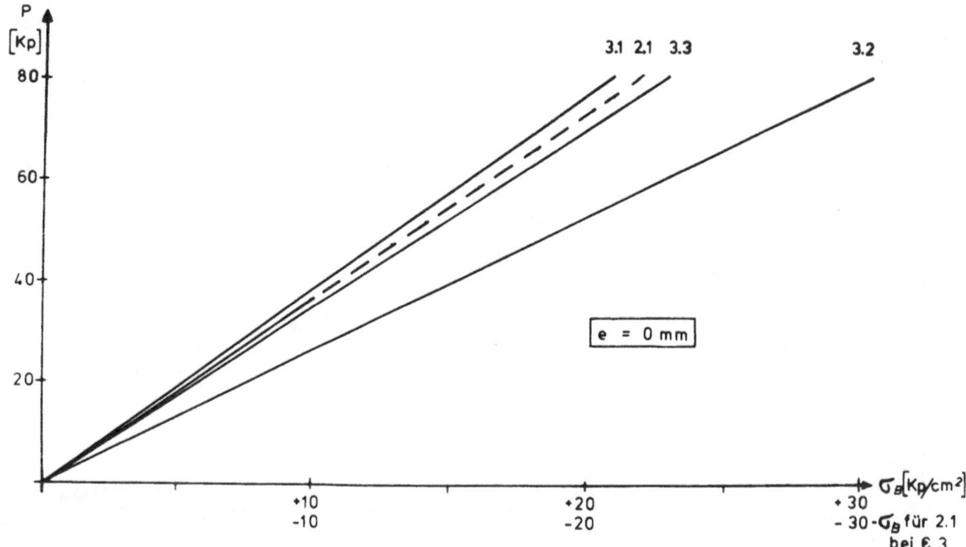

Abb. 55. Abhängigkeit der Biegespannung σ_B an der Meßstelle ϵ 3 vom zentrisch (e = 0 mm) bzw. exzentrisch (e = 20 mm) axial einwirkenden Druck P bei Fixierung des distalen Fragments durch die Montageformen 2.1 und 3.1 bis 3.3

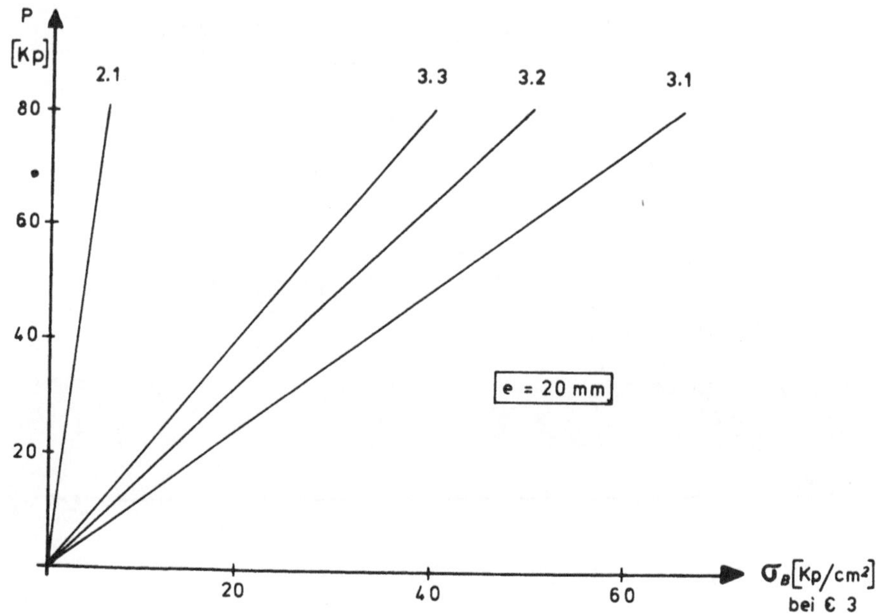

Abb. 56. S. Legende zu Abb. 55

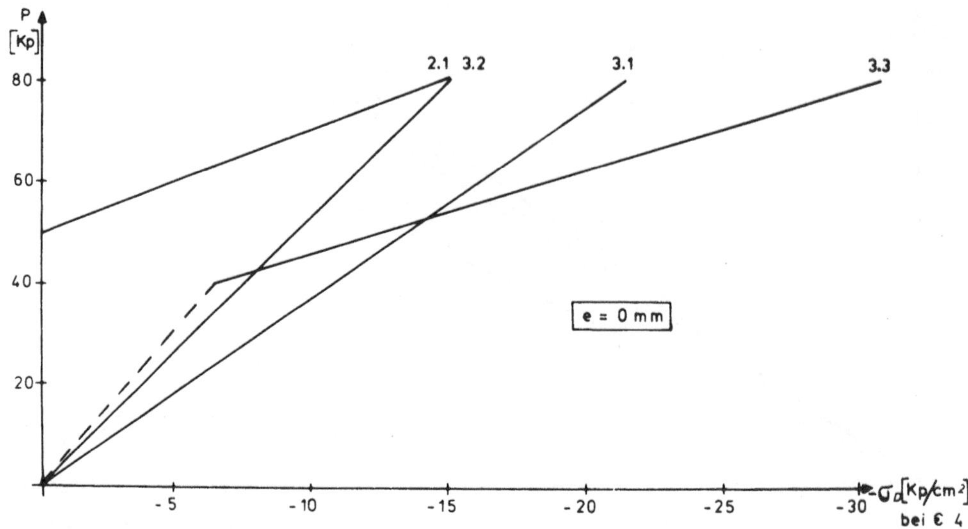

Abb. 57. Abhängigkeit der Druckspannung σ_D an der Meßstelle ϵ 4 vom zentrisch (e = 0 mm) bzw. exzentrisch (e = 20 mm) axial einwirkenden Druck P bei Fixierung des distalen Fragments durch die Montageformen 2.1 bzw. 3.1 bis 3.3

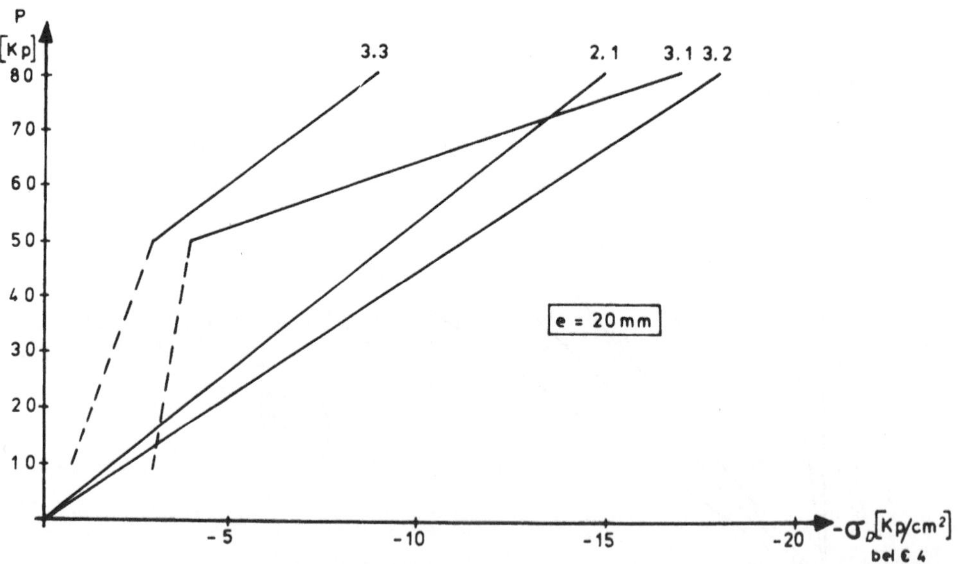

Abb. 58. S. Legende zu Abb. 57

Finit-Element-Analyse

Mit Hilfe der aus der Finit-Element-Analyse gewonnenen Daten wurden die Montageformen für den diaphysären (MD A, MD B und MD C) und für den metaphysären Bereich (MM A, MM B und MM C) untersucht. Tabellarisch bzw. schematisch werden gesondert die Verschieblichkeit der Fragmentenden gegeneinander, die Biegemomente im Knochenmodell und die Torsionsmomente in den Rohrstangen vergleichend dargestellt. Folgende Ergebnisse wurden gewonnen:

1. Bei gelenkiger Auflagerung des distalen Fragments (Abb. 16a) und einer Belastung der Montagen durch ein Biegemoment von 2000 kpmm zeigten sich am proximalen (= Knotenpunkt 31) und distalen Fragmentende (= Knotenpunkt 27) folgende Verschiebungen in z-Richtung:

Montage	Knotenverschiebung in mm		Differenz in mm
	31	27	
MD A	9,37	7,46	1,91
MD B	9,02	7,52	1,5
MD C	8,98	7,71	1,27
MM A	15,19	13,41	1,78
MM B	20,65	14,40	6,25
MM C	5,97	8,25	2,28

Bei Einspannung des distalen Fragments (Abb. 16b) wurden folgende Verschiebungen der Fragmentenden (Knotenpunkte 27 und 31) registriert:

Montage	Knotenverschiebung in mm		Differenz in mm
	31	27	
MD A	18,88	18,86	0,02
MD B	12,81	12,79	0,02
MD C	12,79	12,77	0,02
MM A	20,85	19,83	1,02
MM B	26,54	20,60	5,94
MM C	8,51	12,83	4,32

Die Höhenverschieblichkeit der Fragmentenden ist identisch mit der Verschiebung der Knotenpunkte 27 und 31 (Abb. 15) in x-Richtung.

Bei gelenkiger Auflagerung des distalen Fragments zeigten sich folgende Verschiebungen:

Montage	Knotenverschiebung in mm		Summe in mm
	31	27	
MD A	4,07	0,01	4,08
MD B	3,92	0,01	3,93
MD C	3,91	0,01	3,92
MM A	6,09	0,01	6,1
MM B	6,79	0,01	6,8
MM C	5,24	0,01	5,25

Die Knochenverschiebungen in x-Richtung betrugen bei fester Einspannung des distalen Fragments:

Montage	Knotenverschiebung in mm		Summe in mm
	31	27	
MD A	3,94	0,01	3,95
MD B	4,21	0,01	4,22
MD C	4,22	0,01	4,23
MM A	6,70	0,01	6,71
MM B	7,46	0,01	7,47
MM C	5,68	0,01	5,69

2. Die Biegemomentverläufe im Knochenmodell wurden folgendermaßen zusammengestellt: Die Momentenwerte um die y-Achse jedes einzelnen Elements des Knochens (Element 54–57 und 59–63, Abb. 14) ergeben den Momentenverlauf. Die Schnittlasten MYL und MYR im Versuchsprotokoll stellen die Momente um die y-Achse an der linken und rechten Begrenzung jedes Knochenelements dar.
Die Abb. 59–70 zeigen schematisch die ermittelten Biegemomentenverläufe.

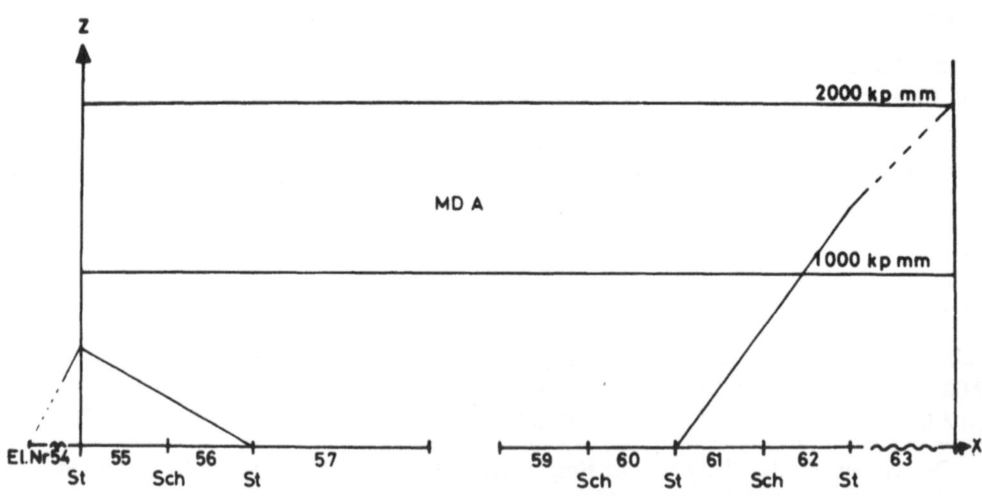

Abb. 59. Schematische Darstellung der Biegemomentenverläufe am Knochenmodell (= El. Nr. 54–57 und 59–63) unter minimaler und maximaler Beanspruchung. St. = Steinmann-Nagel-Verankerungsstelle, Sch = Verankerungsstelle der Schanzschen Schrauben

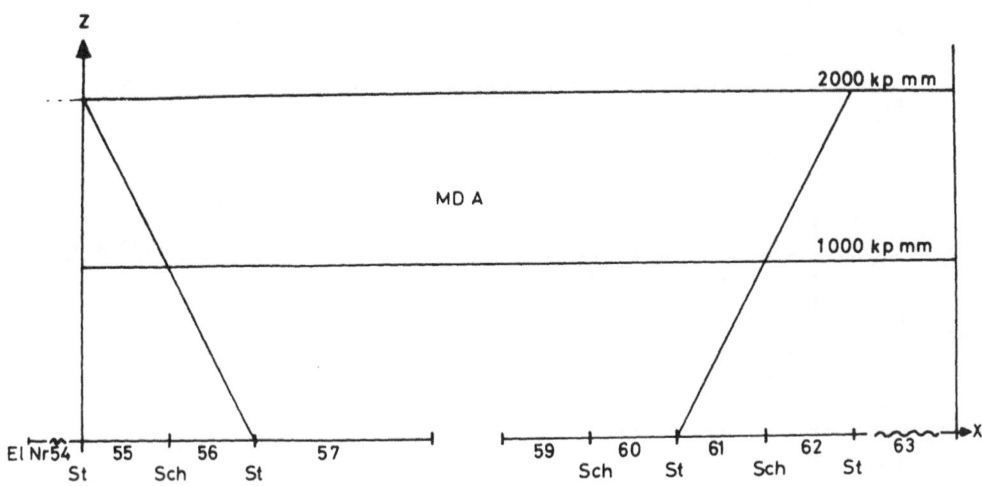

Abb. 60. S. Legende zu Abb. 59, S. 52

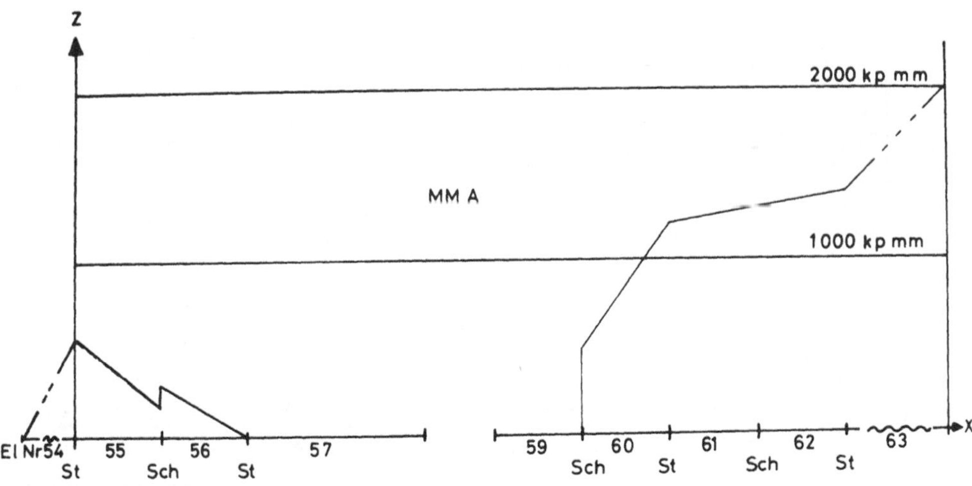

Abb. 61. S. Legende zu Abb. 59, S. 52

54

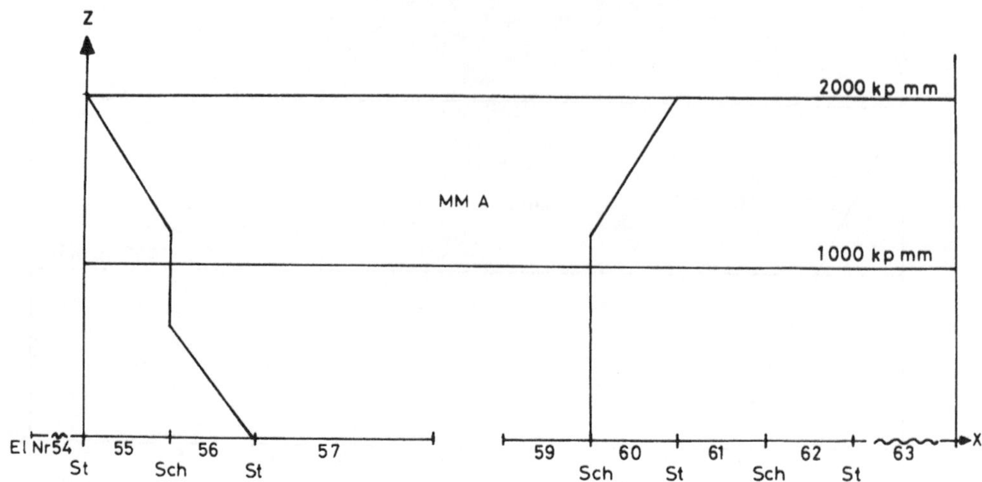

Abb. 62. S. Legende zu Abb. 59, S. 52

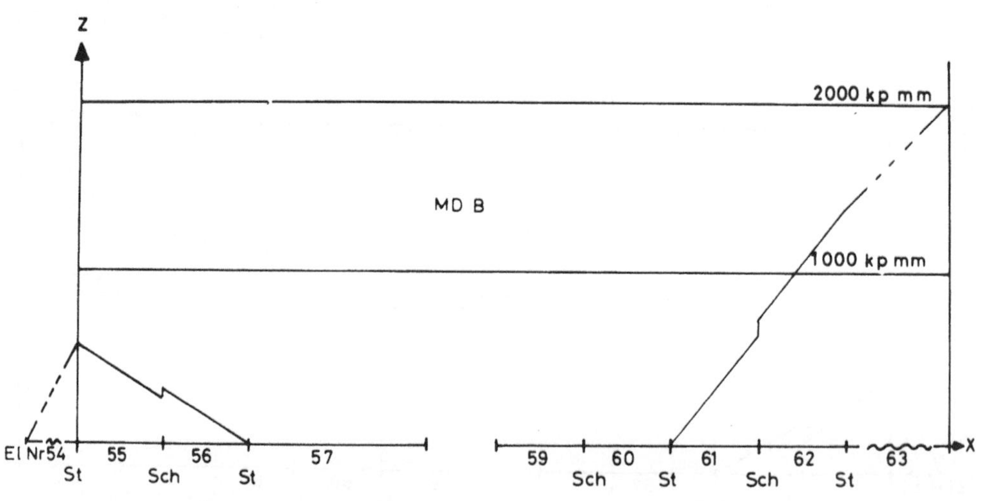

Abb. 63. S. Legende zu Abb. 59, S. 52

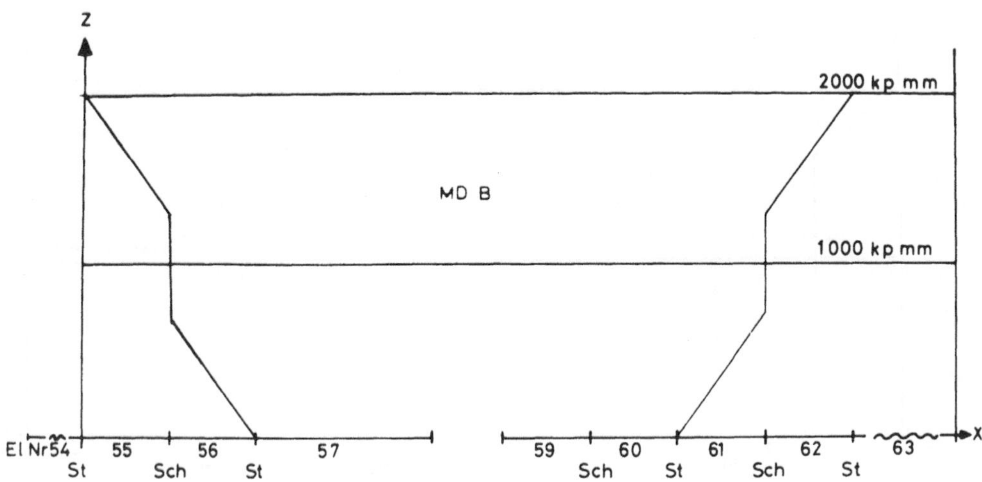

Abb. 64. S. Legende zu Abb. 59, S. 52

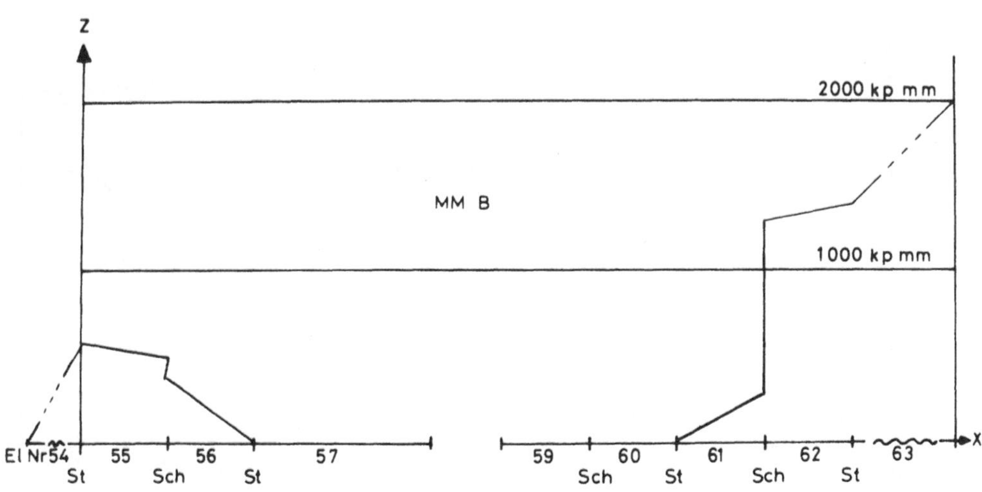

Abb. 65. S. Legende zu Abb. 59, S. 52

56

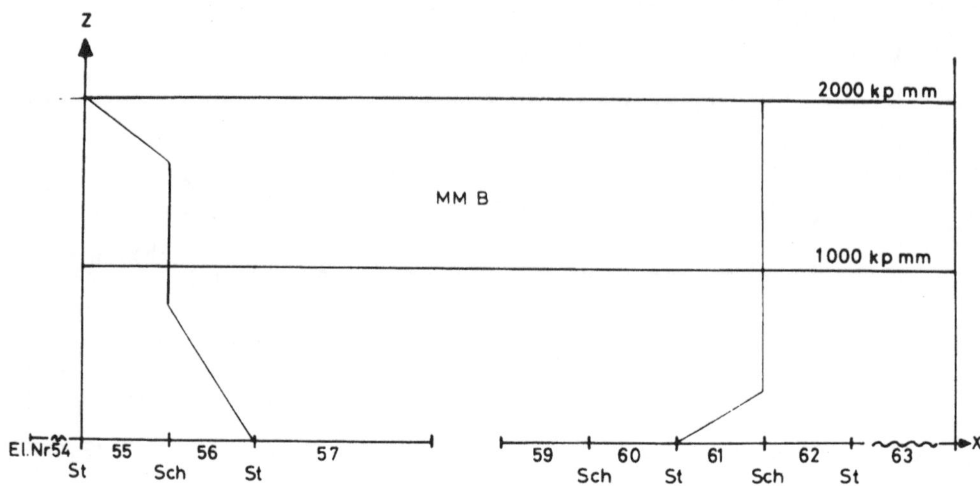

Abb. 66. S. Legende zu Abb. 59, S. 52

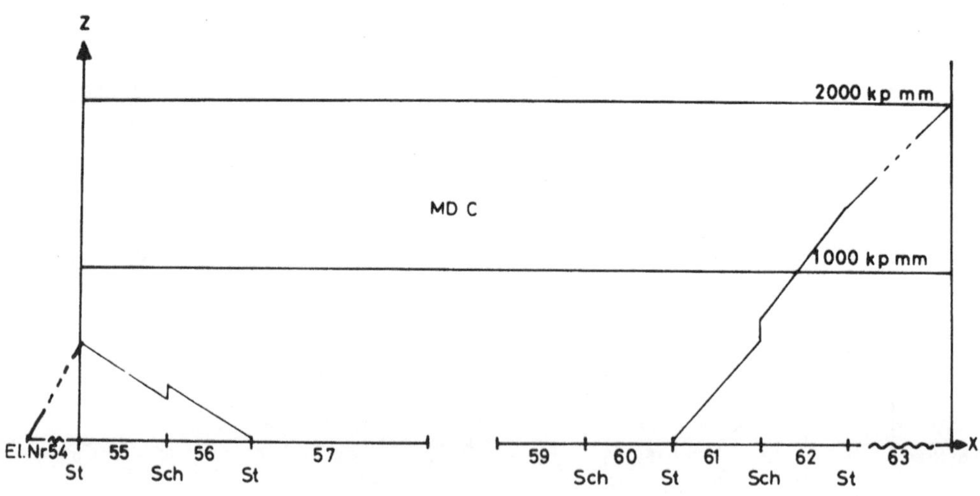

Abb. 67. S. Legende zu Abb. 59, S. 52

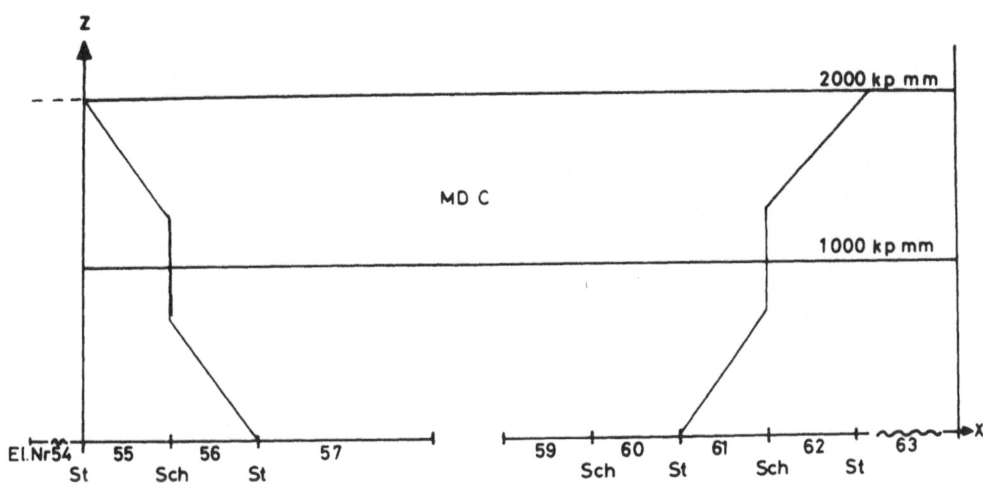

Abb. 68. S. Legende zu Abb. 59, S. 52

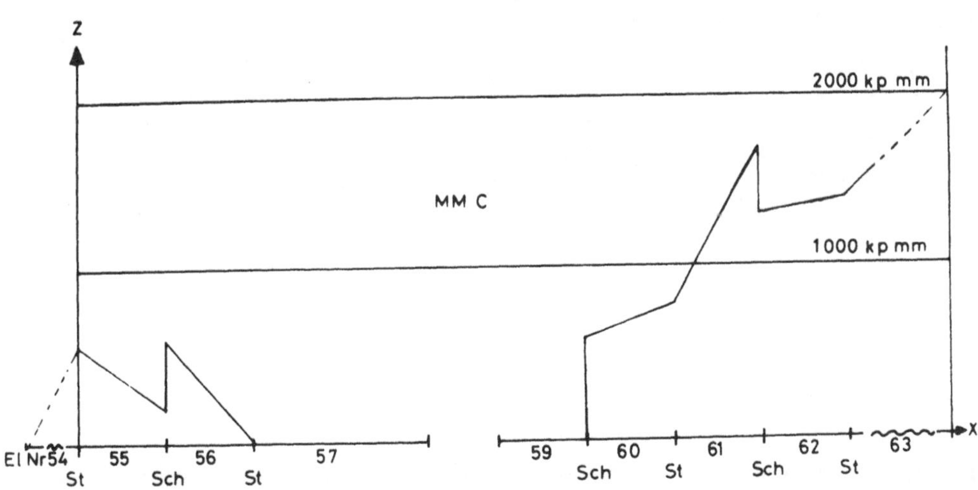

Abb. 69. S. Legende zu Abb. 59, S. 52

3. Die Schnittlasten MXL und MXR stellen die Torsionsmomente dar. Vergleichend werden die Torsionsmomente der einzelnen Rohrstangenelemente aufgeführt (Tabelle 7—12).

58

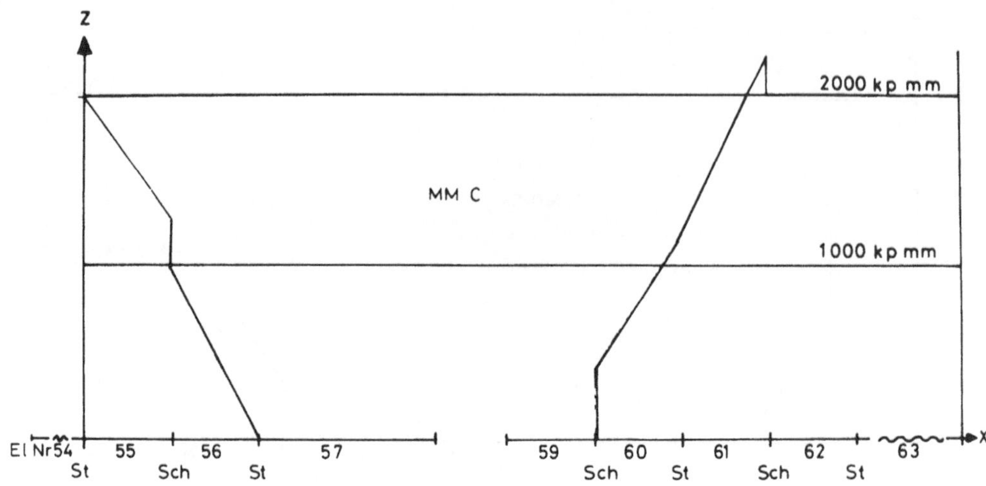

Abb. 70. S. Legende zu Abb. 59, S. 52

Tabelle 7. Torsionsmomente um die x-Achse (MX) in der Rohrstange 1 bei den Montageformen MD B, MD C, MM A, MM B und MM C

Element	MX	MD B	MX	MD C	
17	0.06		2.64		
16	0.06		2.64		
15	0.06		2.64		Max. Beanspr.
14	0.06		2.89		
13	0.06		2.89		
17	6.38		19.36		
16	6.38		19.36		
15	6.38		7.18		Min. Beanspr.
14	6.38		7.18		
13	6.38		7.18		

Tabelle 8. Torsionsmomente um die x-Achse (MX) in der Rohrstange 1 bei den Montageformen MD B, MD C, MM A, MM B und MM C

Element	MX	MM A	MX	MM B	MX	MM C	
17	0.00		99.74		356.64		
16	0.00		99.74		356.64		
15	278.81		99.74		181.58		Max. Beanspr.
14	42.05		139.05		93.10		
13	42.05		139.05		93.10		
17	0.00		60.31		285.73		
16	0.00		60.31		285.73		
15	246.73		60.31		176.63		Min. Beanspr.
14	34.48		105.12		71.07		
13	34.48		105.12		71.07		

Tabelle 9. Torsionsmomente um die x-Achse (MX) in der Rohrstange 2 bei den Montageformen MD B, MD C, MM A, MM B und MM C

Elemente	MX	MD B	MX	MD C	
28	222.99		218.53		
27	222.99		218.53		
26	0.01		10.88		
25	0.01		10.88		Max. Beanspr.
24	0.01		10.79		
23	223.04		218.63		
22	223.04		218.63		
28	133.63		121.26		
27	133.63		121.26		
26	51.57		46.07		
25	51.57		46.07		Min. Beanspr.
24	51.57		52.21		
23	3.29		27.17		
22	3.29		27.17		

Tabelle 10. Torsionsmomente um die x-Achse (MX) in der Rohrstange 2 bei den Montageformen MD B, MD C, MM A, MM B und MM C

Element	MX	MM A	MX	MMB	MX	MM C	
28	0.00		0.00		0.00		
27	0.00		0.00		0.00		
26	279.93		324.10		179.83		
25	279.93		324.10		179.83		Max. Beanspr.
24	44.10		70.81		145.05		
23	63.61		110.27		140.78		
22	63.61		110.27		140.78		
28	0.00		0.00		0.00		
27	0.00		0.00		0.00		
26	175.47		316.64		109.92		
25	175.47		316.64		109.92		Min. Beanspr.
24	31.04		133.01		54.67		
23	100.87		250.25		33.46		
22	100.87		250.25		33.46		

60

Tabelle 11. Torsionsmomente um die x-Achse (MX) in der Rohrstange 3 bei den Montageformen MD B, MD C, MM A, MM B und MM C

Element	MX	MD B	MX	MD C	
7	223.00		218.63		
6	223.00		218.63		
5	0.01		10.70		
4	0.01		10.70		Max. Beanspr.
3	0.01		10.79		
2	222.99		218.55		
1	222.99		218.55		
7	133.85		121.31		
6	133.85		121.31		
5	51.43		46.41		
4	51.43		46.41		Min. Beanspr.
3	51.43		51.65		
2	3.09		26.89		
1	3.09		26.89		

Tabelle 12. Torsionsmomente um die x-Achse (MX) in der Rohrstange 3 bei den Montageformen MD B, MD C, MM A, MM B und MM C

Element	MX	MM A	MX	MM B	MX	MM C	
7	0.00		0.00		0.00		
6	0.00		0.00		0.00		
5	276.23		318.70		182.74		
4	276.23		318.70		182.74		Max. Beanspr.
3	46.60		73.25		144.58		
2	62.45		111.20		139.60		
1	62.45		111.20		139.60		
7	0.00		0.00		0.00		
6	0.00		0.00		0.00		
5	172.57		312.85		111.56		
4	172.57		312.85		111.56		Min. Beanspr.
3	28.49		134.62		54.50		
2	102.29		251.10		34.47		
1	102.29		251.10		34.47		

III. Ergebnisbesprechung

Versuchsreihe 1

Die in der Versuchsreihe 1 gewonnenen Ergebnisse erlauben folgende Aussage und Wertung über die Leistungsfähigkeit der getesteten Montagen (Abb. 2–5) in bezug auf die Fragmentstabilisierung und über die Wertigkeit der verschiedenen Bauteile dieser Montagen:

Als Parameter für die Stabilität der Fixateur-externe-Osteosynthesen werden die Verschiebungen der Fragmentenden in x- und y-Richtung (= horizontale Auslenkung, Abb. 8) an den Meßstellen 41–44 (Abb. 7) herangezogen. Das Ende des fest eingespannten distalen Fragments ist durch die Montagen an der Diaphyse und Metaphyse annähernd gleich stabilisiert. Die gemessenen horizontalen Auslenkungen in x- und y-Richtung (Meßstellen 41 und 43) sind sehr klein und nicht signifikant unterschiedlich. Signifikante Unterschiede zeigen sich jedoch an den Meßstellen 42 und 44 für das proximale Fragmentende. Zum Verständnis der signifikant unterschiedlichen horizontalen Auslenkungen für das proximale Fragmentende müssen folgende Gesetzmäßigkeiten aufgezeigt werden:

1. Bei der exzentrischen Belastung müssen die Steinmann-Nägel im proximalen Fragment ein Drehmoment auffangen. Die Achse des Drehmoments liegt in der Mitte zwischen den Steinmann-Nägeln (Abb. 71). Das Fragmentende erfährt eine fast horizontale Auslenkung (y). Die horizontale Auslenkung ist abhängig von der Kraft P, dem Abstand (a) zwischen den Steinmann-Nägeln und dem Abstand (h) der Rotationsachse zum Fragmentende. Geringe horizontale Auslenkungen erhält man, wenn a groß und h klein ist (Abb. 71).
2. Wenn pro Fragment drei Steinmann-Nägel in gleichen Abständen zueinander verwandt werden (Montage A 2), verläuft die Rotationsachse genau an der Stelle des mittleren Steinmann-Nagels. Dieser bleibt daher unbelastet. Die horizontalen Auslenkungen infolge eines Drehmoments sind unverändert groß, wie wenn nur zwei Steinmann-Nägel im Abstand der beiden äußeren angebracht wären.
3. Über die Schanzschen Schrauben wird ein Gegenmoment erzeugt. Dieses vermindert die horizontale Auslenkung. Um ein großes Gegenmoment zu erzielen, muß die Schanzsche Schraube einen möglichst großen Abstand zur Rotationsachse haben.
4. Die Abstände zwischen den Verbindungen der Schanzschen Schrauben mit der Rohrstange 1 und die Abstände zwischen den Rotationsachsen für das proximale und distale Fragment sollen klein sein, da infolge der elastischen Knickung der Rohrstangen die Gefahr des Ausknickens bei gleicher Querschnittsfläche der Rohrstangen und gleicher äußerer Krafteinwirkung mit zunehmender Rohrstangenlänge steigt. Das bedeutet für die Rohrstange 1, daß die Schanzschen Schrauben umso weniger Kraft entgegenhalten können, je länger der Rohrstangenabschnitt ist.

Bei der Montage A 1 beträgt der Abstand (a) zwischen den Nägeln 40 mm, bei A 2 beträgt der Abstand (a) zwischen den äußeren Nägeln 80 mm. Obwohl der Abstand (h) zwischen Rotationsachse und Fragmentende für die Montage A 2 um 20 mm größer ist, was gleichzeitig eine Zunahme der Ausknickungslänge der Rohrstangen bedeutet, ist die horizontale Auslenkung an der Meßstelle 44 unter exzentrisch axialer Belastung (e = 20 mm) nach Stabilisierung mit der Montage A 2 um ca. 70% geringer als nach Stabilisierung mit der Montage A 1. Die Auswirkung der Ausknickungslänge der Rohrstangen zeigt sich deut-

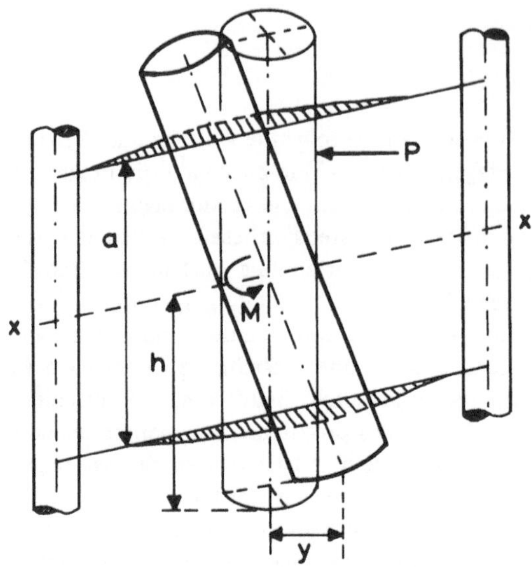

Abb. 71. Bei exzentrisch axialer Belastung verursacht die Kraft P ein Drehmoment um die Rotationsachse x — x. Dabei erfahren die Steinmann-Nägel eine Auslenkung. a ist der Abstand zwischen den Steinmann-Nägeln, h der Abstand von der Rotationsachse zum Fragmentende und y die horizontale Auslenkung des Fragmentendes

lich beim Vergleich der Montagen B 3.1 und B 3.2 mit den Montagen A 1 und A 2. Die größere Ausknickungslänge hat eine wesentlich größere horizontale Auslenkung unter exzentrisch axialer Belastung zur Folge. Bei Betrachtung der Montagen B 3.1 und B 3.2 kommt jedoch auch deutlich die Wirkung der Schanzschen Schraube zur Darstellung. Man kann davon ausgehen, daß ohne die Zusatzmontage der ventral gelegenen Klammer mit den Schanzschen Schrauben die Auslenkungswerte noch größer sind als die gemessenen. Der Abstand der Schanzschen Schraube von der Rotationsachse im proximalen Fragment beträgt für die Montage B 3.1 10 mm, bei der Montage B 3.2 30 mm. Die horizontale Auslenkung an der Meßstelle 44 kann unter exzentrisch axialer Belastung (e = 20 mm) nach Stabilisierung mit der Montage B 3.2 um 20% verbessert werden.

Bei den Montagen der Metaphyse stellt bei exzentrischer Belastung der Steinmann-Nagel im proximalen Fragment die Rotationsachse dar. Es kommt somit der Schanzschen Schraube eine besondere Bedeutung für eine bessere Stabilisierung zu. Bei den Montagen B 4.1 und B 4.2 wurden die Abstände zwischen Steinmann-Nagel (= Rotationsachse) und Schanzscher Schraube, zwischen Rotationsachse und Fragmentende und die Ausknickungslänge der Rohrstangen verändert. Die Meßergebnisse haben gezeigt, daß der größere Abstand zwischen Rotationsachse und Schanzscher Schraube die Nachteile, die aus der längeren Ausknickungslänge der Rohrstangen und aus dem größeren Abstand (h) zwischen Rotationsachse und Fragmentende resultieren, in bezug auf die horizontalen Auslenkungen kompensieren kann. Durch eine zusätzliche Schanzsche Schraube im proximalen Fragment (Montage B 5.1) können die Meßergebnisse um ca. 84% verbessert werden.

Der Stabilisierungseffekt der Verstrebungen der ventral gelegenen Klammer mit dem Rahmen zeigt sich deutlich an den Meßergebnissen nach Stabilisierung mit den Montagen

C 6.1 bis C 6.3. Die maximale horizontale Auslenkung an der Meßstelle 44 ist nach Stabilisierung mit der Montage C 6.1 mit nur einer Seitverstrebung am proximalen Rohrstangenende nur geringfügig größer als nach Stabilisierung mit der Montage C 6.2 mit der doppelten Seitverstrebung am proximalen und distalen Rohrstangenende. Vergleicht man die Meßergebnisse an der Meßstelle 44 für die Montagen B 5.1 und C 6.3, so kann festgestellt werden, daß die Seitverstrebungen die Fragmentstabilisierung in bezug auf die horizontale Auslenkung zusätzlich wesentlich verbessern können. Der Wert der horizontalen Auslenkung an der Meßstelle 44 ist nach Stabilisierung mit der Montage C 6.3 um 32% geringer als nach Stabilisierung mit der Montage B 5.1.

Dieser zusätzliche Stabilisierungseffekt muß folgendermaßen erklärt werden: Bei zentrisch oder exzentrisch axialer Belastung der Montagen erfahren alle Rohrstangen eine Ausknickung bzw. Durchbiegung. Das Biegemoment über der Rohrstangenlänge ist konstant. Die Seitverstrebungen erzeugen durch Druck oder Zug einen Gegenmoment.

Die weiteren Ergebnisse der Versuchsreihe 1 geben einen Einblick in die Kraftübertragung bzw. den Kraftfluß durch die Montage sowie über die Beanspruchung der einzelnen Bauteile der Montage. Der Schlüssel zum Verständnis der Beanspruchungsarten liefert das Schnittverfahren. Von den Grundbeanspruchungsarten sind Druck und Biegung in den Rohrstangenquerschnitten untersucht worden.

Die Ermittlung der in den Rohrstangenquerschnitten wirkenden Normalkraft P, das heißt der senkrecht zur Schnittfläche wirkenden inneren Kraft, zeigt den Kraftfluß in die Montage auf. Mit steigender äußerer Krafteinwirkung nehmen die Normalkräfte in den Querschnitten der Rohrstangen 2 und 3 linear zu. Die Kraftübertragung verläuft immer folgendermaßen:

Knochen − Steinmann-Nagel − Verbindungsklemmen − Rohrstange − Verbindungsklemmen − Steinmann-Nagel − Knochen.

Durch die Ausmittigkeit der Montage und des daraus resultierenden Eingangs von Momenten ist zu erklären, daß die Normalkräfte in den Rohrstangen 2 und 3 zusammen größer sind als die äußere Krafteinwirkung. Die Normalkräfte im Querschnitt der Rohrstange 1 nehmen mit der Größe der äußeren Krafteinwirkung nicht linear zu (Abb. 72).

Die maximalen Normalkräfte im Querschnitt der Rohrstange 1 sind signifikant kleiner und für alle Montagen annähernd gleich groß. Die Möglichkeit des Kraftflusses in die ventral gelegene Rohrstange 1 über eine zusätzliche Schanzsche Schraube im proximalen Fragment führt nicht zu einer vermehrten Krafteinleitung in dieses Rohr und somit nicht zu einer größeren Druckbeanspruchung des Rohrstangenquerschnitts. Die Seitverstrebungen der Klammer mit dem Rahmen haben eher eine Verringerung der Druckbeanspruchung der Rohrstange 1 zur Folge. Der Kraftfluß geschieht somit im wesentlichen über die Steinmann-Nägel. Diese werden dadurch zur Schwachstelle des Montagesystems. Da die Steinmann-Nägel als Biegeträger mit mehreren Belastungen angesehen werden müssen, ist die Durchbiegung abhängig von der freien Länge, das ist die Länge zwischen beiden Rohrstangen, und dem Durchmesser des Steinmann-Nagels. Die äußerst schlechten Stabilisierungsergebnisse mit dem Hoffmann-Fixateur-externe (Abb. 17, HFE) sind auf die in bezug auf die Nageldicke wesentlich geringeren Dimensionierungen zurückzuführen (Durchmesser der bei den Versuchen angewandten Steinmann-Nägel 5 mm, der Nägel des Hoffmann-Fixateur-externe 4 mm). Der aufgezeigte Kraftfluß muß sich insbesondere auf die Höhenverschieblichkeit der Fragmentenden auswirken, die in der zweiten Versuchsreihe untersucht worden ist.

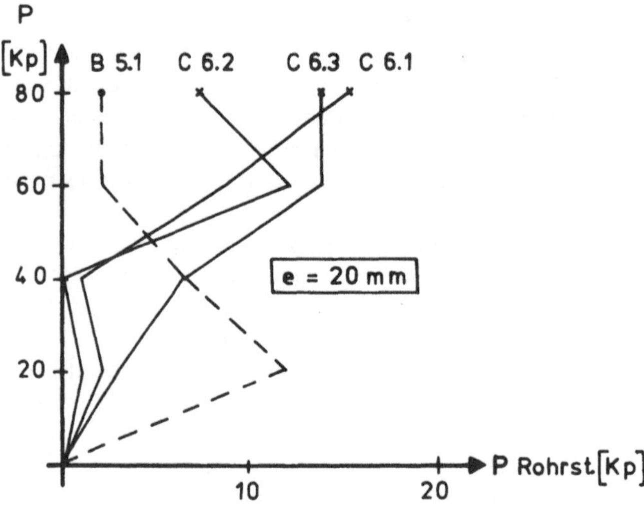

Abb. 72. Abhängigkeit der Druckaufnahme in den Rohrstangen 1 der Montageformen B 5.1, C 6.1 bis 6.3 vom exzentrisch (e = 20 mm) axial einwirkenden Druck

Die Messung der Biegebeanspruchung der drei Rohrstangen erlaubt eine weitere Aussage über die Wertigkeit der einzelnen Zusatzmontagen. Die Aufgabe der Schanzschen Schrauben, ein Gegenmoment durch Druck bzw. Zug zu erzeugen, geht mit einer Biegebeanspruchung der die Schanzschen Schrauben verbindenden Rohrstange einher. Je größer das Gegenmoment ist, um so größer wird die Rohrstange 1 auf Biegung beansprucht. Die über die Winkel a ermittelten resultierenden maximalen Biegespannungen der Rohrstangenquerschnitte haben gezeigt, daß mit zwei Ausnahmen die Biegespannungen in den Rohrstangen 2 und 3 größer sind als in der Rohrstange 1. Nur bei den Montagen B 5.1 und C 6.3 ist die Biegespannung im Querschnitt der Rohrstange 1 größer als in den Rohrstangen des Rahmens. Nach Stabilisierung mit diesen beiden Montagen sind auch die geringsten horizontalen Auslenkungen des proximalen Fragmentendes registriert worden.

Versuchsreihe 2
Bei den Montagen der Versuchsreihe 2 liegen die Schanzschen Schrauben im proximalen Fragment genau auf der Rotationsachse. Sie können hier durch Druck oder Zug kein Gegenmoment aufbauen. Die Testergebnisse sollen daher im wesentlichen zwei Fragen beantworten:
1. Welche Auswirkungen haben die Vorspannung zweier in einem Fragment befindlichen Steinmann-Nägel und die Seitverstrebungen des Rahmens mit der Klammer auf die Fragmentstabilisierung?
2. Zu welcher Beanspruchung des Knochenquerschnitts führt die Stabilisierung mit den verschiedenen Montageformen dieser Versuchsreihe?

Zur Frage 1: Die Ergebnisse für die Montagen an der Diaphyse müssen wie folgt gewertet werden:

Die horizontalen Auslenkungen des fest eingespannten distalen Fragments (Meßstellen S 3 und S 4) sind sehr klein und lassen signifikante Unterschiede zwischen der Gruppe der Montagen ohne vorgespannte Steinmann-Nägel und der Gruppe der Montagen mit vorgespannten Steinmann-Nägeln nicht erkennen. Signifikante Unterschiede dagegen sind für das proximale Fragmentende insbesondere an der Meßstelle S 2 registriert worden. Hier zeigt sich eindeutig, daß die Vorspannung nach exzentrisch axialer Belastung (e = 20 mm) zu einer besseren Fragmentstabilisierung in bezug auf die horizontalen Auslenkungen des Fragmentendes führt (Abb. 73). Die zusätzlichen Seitverstrebungen verringern weiterhin die horizontalen Auslenkungen, wobei die doppelte Seitverstrebung (Montage 1.7) noch geringere Auslenkungen zuläßt als die einfache Seitverstrebung (Montage 1.8).

Den größten Stabilisierungseffekt hat die Vorspannung der Steinmann-Nägel auf die Verschieblichkeit des proximalen Fragmentendes in axialer Richtung (Meßstelle S 5). Die Verschieblichkeit des proximalen Fragmentendes in axialer Richtung kann durch die Vorspannung bis zu 45% vermindert werden. Die Vorspannung der Steinmann-Nägel stellt somit eine geeignete Maßnahme dar, die Schwachstelle in der Montage, die Steinmann-Nägel, signifikant zu verbessern (Abb. 74).

Die Ergebnisse für die Montagen an der Metaphyse zeigen folgendes Bild: Da wegen des kleinen gelenknahen Fragments der Abstand a (Abb. 71) in der klinischen Anwendung des Fixateur externe nicht genügend optimal gewählt werden kann, besitzen die Montagen 3.1–3.3 nur im größeren distalen Fragment ein vorgespanntes Steinmann-Nagelpaar. Die Stabilisierung des proximalen Fragmentendes wird daher bei den Montagen an der Metaphyse im wesentlichen durch die Schanzschen Schrauben beeinflußt. Die Vorspannung des Steinmann-Nagelpaares im distalen Fragment hat in bezug auf die horizontale Aus-

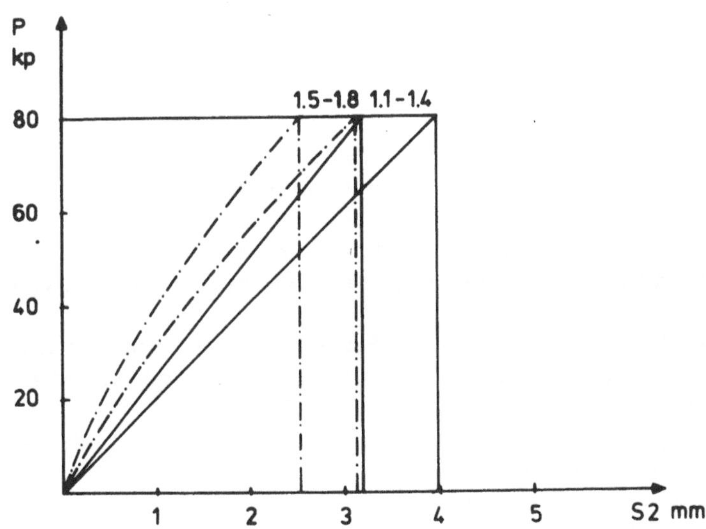

Abb. 73. Schematische Darstellung der Seitverschieblichkeit an der Meßstelle S 2 bei den Montagen 1.1 bis 1.8 unter exzentrisch (e = 20 mm) axial einwirkendem Druck P

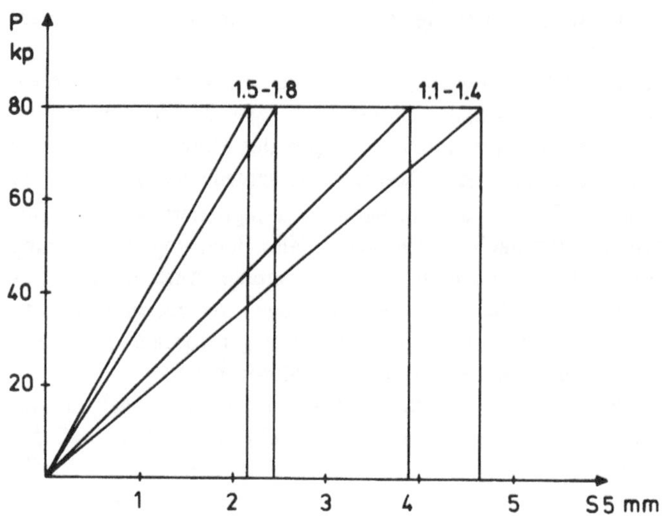

Abb. 74. Schematische Darstellung der Höhenverschieblichkeit an der Meßstelle S 5 bei den Montagen 1.1 bis 1.8 unter zentrisch (e = 0 mm) axial einwirkendem Druck P

lenkungen des proximalen Fragmentendes keinen wesentlichen Einfluß. Es zeigt sich jedoch, daß durch die gewählte Anordnung der Schanzschen Schrauben zu den Steinmann-Nägeln in Verbindung mit einem vorgespannten Steinmann-Nagelpaar und der Seitverstrebung ausgezeichnete Werte mit den Montagen an der Metaphyse (3.1–3.3) im Vergleich zu den Montagen an der Diaphyse (1.1–1.8) in bezug auf die horizontale Auslenkung des proximalen Fragmentendes (Meßstelle S 2) zu erzielen sind.

In bezug auf die Fragmentverschiebung in axialer Richtung (Meßstelle S 5) müssen die Meßergebnisse größer sein als an der Diaphyse, da das vorgespannte Steinmann-Nagelpaar im proximalen Fragment fehlt.

In der Versuchsreihe 2 interessiert noch die Stabilisierungsfähigkeit der y-förmigen Montage (Montage 2.1), die heute noch als Stabilisierungsform für kleine gelenknahe Fragmente an der Tibia empfohlen wird. Bei dieser Montageform werden an der Meßstelle S 2 nach Art der äußeren Krafteinwirkung, zentrisch axial oder exzentrisch axial, die größten horizontalen Auslenkungen des proximalen Fragmentendes und an der Meßstelle S 5 die größte Verschieblichkeit in axialer Richtung registriert (Abb. 75).

Zu Frage 2: Die Messung der Beanspruchung des Knochenmodells kann Auskunft darüber geben, welches innere Kräftesystem der Knochenquerschnitt nach Stabilisierung durch die verschiedenen Montagen zu übertragen hat.

Die Ergebnisse nach Stabilisierung an der Diaphyse werden wie folgt gewertet: Die maximalen Biegespannungen im Querschnitt des proximalen Knochenfragments (Meßstelle ϵ 1) zeigen, daß bei zentrisch axialer Belastung (e = 0 mm) der Knochen durch die Schanzschen Schrauben auf Biegung beansprucht wird. Die Biegebeanspruchung verringert sich nach Vorspannung der Steinmann-Nägel. Gleichzeitig verursacht die Vorspannung eine Zunahme der Druckspannungen im Querschnitt des proximalen Fragments. Bei exzentrisch axialer Belastung (e = 20 mm) bewirken die Schanzschen Schrauben in Verbindung mit den Seit-

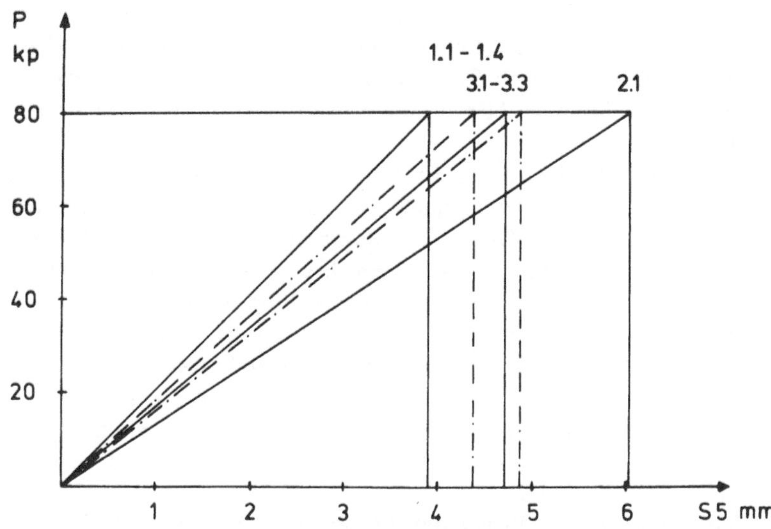

Abb. 75. Vergleichende schematische Darstellung der Höhenverschieblichkeit an der Meßstelle S 5 für die Montagen 1.1−1.4 bzw. 2.1 und 3.1−3.3 unter zentrisch (e = 0 mm) axial
einwirkendem Druck P

verstrebungen eine Abnahme der Biegespannungen im proximalen Fragment, nach Vorspannung der Steinmann-Nägel wird dieser Druck wieder aufgehoben. Die Druckspannungen
im proximalen Fragment erfahren in jedem Fall eine signifikante Zunahme durch die Verspannung der Steinmann-Nägel. Der Knochenquerschnitt des distalen Fragments wird in
bezug auf die Biegung signifikant stärker beansprucht (Meßstelle ϵ 3), in bezug auf die
Druckspannung ist unabhängig von der Art der äußeren Krafteinwirkung nach Vorspannung
der Steinmann-Nägel eine Abnahme der Spannungen im distalen Fragment zu verzeichnen
(Meßstelle ϵ 4).

Finit-Element-Analyse
Die Ergebnisse der Finit-Element-Analyse geben abschließend ein Bild über das Verfor-
mungsverhalten ausgewählter Montageformen (Abb. 13). Die Belastung einer mit dem
Fixateur-externe stabilisierten Tibiapseudarthrose ohne knöchernen Kontakt der Fragment-
enden liegt zwischen den analysierten Grenzbelastungen (Abb. 16). Von den errechneten
Verschiebungen und Verdrehungen an den Knotenpunkten sowie den Schnittlasten in den
Elementen interessieren vor allem die Verschiebungen der Fragmentenden (= Knotenpunkt
27 und 31) in z- und x-Richtung, der Biegemomentenverlauf über dem Knochenmodell
(= Element 54−57 und 59−63) und die Torsionsmomente in den drei Rohrstangen.
   Die Ergebnisse zeigen folgende Auswirkungen der verschiedenen Montagebauteile auf
die Stabilisierung der Fragmente: Die Verschiebungen der Fragmentenden gegeneinander
in z-Richtung, d.h. die Differenz der Verschiebungen der Knoten 31 und 27, können bei
gelenkiger Auflagerung des distalen Fragments und nach einer Belastung durch ein Biegemoment von 2000 kpmm an der Diaphyse am besten durch die Montage MD C und an der
Metaphyse am besten durch die Montage MM A verringert werden. Verursacht wird der
zusätzliche Stabilisierungseffekt durch die defektnahe Positionierung der Schanzschen

Schraube in Verbindung mit der räumlichen Verstrebung des Rahmens mit der Klammer. Bei fest eingespanntem distalem Fragment sind die relativen Verschiebungen der Fragmentenden in z-Richtung nach Stabilisierung mit den Montagen an der Diaphyse nicht unterschiedlich. Die Montage MM A an der Metaphyse vermag auch unter diesen Bedingungen am besten zu stabilisieren.

Die Verschieblichkeit der Fragmentenden gegeneinander in x-Richtung (= Höhenverschieblichkeit), d.h. die Summe der Verschiebungen der Knotenpunkte 31 und 27, beträgt im Mittel für die Gruppe der Montagen an der Diaphyse 4,0 mm, für die Gruppe der Montagen an der Metaphyse 6,34 mm. Die geringfügig besseren Werte in der Gruppe der Montagen an der Metaphyse nach Stabilisierung mit der Montage MM C sind auf die zusätzliche Schanzsche Schraube im proximalen Fragment zurückzuführen. Der Stabilisierungsgewinn in bezug auf die Höhenverschieblichkeit durch diese zusätzliche Schanzsche Schraube beträgt im Vergleich zur Montage MM A nur 15%.

Die Schanzschen Schrauben erzeugen ein zusätzliches Moment, dessen Auswirkung im Knochenquerschnitt an den errechneten Schnittlasten und den daraus resultierenden Momenten deutlich wird:

Betrachtet man die Biegemomentenverläufe (Abb. 59—70) der Grenzbelastungsformen (Abb. 16), so fällt auf, daß es an den Verankerungsstellen der Schanzschen Schrauben im Knochen theoretisch zu Momentensprüngen kommt. In Wirklichkeit haben diese Momentenänderungen einen kurvenförmigen Verlauf. Nur die Veränderungen im Sinne der Vergrösserung der Momente sind von Bedeutung.

Die Bedeutung liegt im folgenden Sachverhalt: Die Verankerungslöcher der Schanzschen Schrauben bedeuten einen Knochenmaterialdefekt. Die Abnahme der Querschnittsfläche führt zu einer Abnahme des axialen Flächenträgheitsmoments. Da jedes Flächenteilchen $\triangle$ A einer Fläche mit dem Quadrat seines Abstandes von einer Bezugsachse multipliziert wird und die Summe dieser Produkte das Flächenträgheitsmoment I dieser Fläche ergibt, führt der Materialdefekt im Bereich der Verankerungsstelle, der den größtmöglichen Abstand von der Bezugsachse, d.h. der neutralen Faser des Querschnitts, um die gebogen wird, aufweist, zu einer erheblichen Verringerung des Flächenträgheitsmoments und damit auch zur Verringerung des Widerstandsmoments für Biegung. Der Materialdefekt an den Verankerungsstellen der Steinmann-Nägel ist praktisch bedeutungslos, da dieser in der Bezugsachse liegt.

Bei Berücksichtigung dieses Sachverhalts muß die Montage MM C am ungünstigsten betrachtet werden, da an der defektnahen Schanzschen Schraube im proximalen Fragment Biegemomente erzeugt werden, die am ehesten zu unzulässigen Biegespannungen im Knochenquerschnitt führen können.

Die Zunahme der Torsionsmomente in der Rohrstange 1 bei der Montage MD C im Vergleich zur Montage MD B ist ausschließlich auf die räumliche Verstrebung der Klammer mit dem Rahmen zurückzuführen. Die Rohrstange 1 wird über die Verstrebung in die Lage versetzt, vermehrt Torsionsmomente aufzunehmen und dadurch zur vermehrten Torsionsstabilität beizutragen (Tabelle 7). In den Rohrstangen 2 und 3 der Montagen an der Diaphyse verursacht die Verstrebung eine Verteilung der Torsionsmomente über den gesamten Rohrstangenabschnitt (Tabelle 9 und 11). An der Metaphyse ist die vermehrte Einleitung von Torsionsmomenten über die Verstrebung in die Rohrstangen 2 und 3 deutlich sichtbar (Tabelle 10 und 12).

Die Hauptaufgabe der Zusatzmontage Seitverstrebung ist also die vermehrte Einleitung von Torsionsmomenten in alle Rohrstangen und damit eine verbesserte Torsionsstabilität der Montagen.

Faßt man alle Ergebnisse zusammen, müssen folgende Richtlinien für eine Fixateur-externe-Montage zur optimalen Stabilisierung von Fragmenten ohne knöchernen Kontakt der Fragmentenden aufgestellt werden:

1. Bei ausreichend großem Fragment sind zwei Steinmann-Nägel in das Fragment einzubringen, unter Aussparung des gefährdeten Weichteil- und Knochenbezirks. Der Abstand der Steinmann-Nägel voneinander soll möglichst groß, der Abstand der Rotationsachse zwischen beiden Steinmann-Nägeln zum Defektbereich möglichst klein sein.
2. Das Steinmann-Nagelpaar in einem Fragment muß gegeneinander verspannt werden.
3. Die Schanzschen Schrauben der auf der Zugspannungsseite liegenden Klammer müssen so defektnah wie möglich in jedes Fragment eingebracht werden.
4. In jedem Fall sollte die Klammer mit dem Rahmen räumlich verstrebt werden.

Bei Beachtung dieser Richtlinien kann der Knochendefektbereich optimal stabilisiert und die Beanspruchung des Knochens, insbesondere an den gefährdeten Knochenabschnitten — Verankerungsstellen der Montage im Knochen —, am günstigsten gestaltet werden.

IV. Diskussion

Zu Beginn unserer biomechanischen Untersuchungen verfügten wir über Erfahrungen mit ca. 300 Fixateur-externe-Osteosynthesen, vorwiegend am Unterschenkel. Die externe Fixationsmethode erfolgte mit dem Grundinstrumentarium der AO. Zum damaligen Zeitpunkt wurden die Steinmann-Nägel noch über Gewindestangen miteinander verbunden. Die übliche Fixateur-externe-Konstruktion war der Rahmen. Bei der Stabilisierung von Fragmenten über einen breiten knöchernen Kontakt gab es keine Probleme. Der knöcherne Kontakt erlaubte eine interfragmentäre Kompression zur Stabilitätserhöhung (äußerer Spanner). In vielen Fällen war jedoch das Prinzip des äußeren Spanners nicht anwendbar. Knöcherne Defekte zwangen zur Distanzosteosynthese. Die Rahmenkonstruktion garantiert bei diesen Fällen keine ausreichende Stabilität. Der gegenseitige Erfahrungsaustausch mit dem Hersteller des Instrumentariums führte zur Entwicklung der Rohrstange, die zur Verringerung bestimmter Instabilitäten beitragen konnte. Distanzosteosynthesen im diaphysären Bereich erwiesen sich unter Verwendung der Rohrstangen als ausreichend stabil.

Besonders problematisch in bezug auf eine ausreichende externe Stabilisierung waren die Frakturen und Pseudarthrosen in Gelenknähe ohne knöcherne Abstützung der Fragmente. In unserem Krankengut liegt entsprechend dem Charakter und der Aufgabenstellung einer berufsgenossenschaftlichen Klinik der Prozentsatz dieser Problemfälle besonders hoch.

An der Prädilektionsstelle für Fixateur-externe-Osteosynthesen, dem Unterschenkel, stellen die gelenknahen Defektsituationen besondere topographisch-anatomische Gefahrenzonen dar. Der Verlauf des Wadenbeinnervens und die syndesmotische Verbindung zwischen Tibia und Fibula verbieten die im Jahre 1973 von uns empfohlene y-förmige Montage [20] als praktikable und ungefährliche Stabilisierungsmethode. Es hat sich herausgestellt, daß diese Montageformen die mechanisch ungünstigste aller getesteten Montagen darstellt (Abb. 41).

Die Stabilisierungsschwierigkeiten bei den oben genannten Problemfällen veranlaßten uns zur Durchführung mechanischer Untersuchungen zur Abänderung der herkömmlichen Fixateur-externe-Osteosynthesen für den Unterschenkel.

Aus eigener Anschauung war bekannt [16], daß der Hoffmann-Fixateur-externe bei diesen Problemfällen ebenfalls keine ausreichende Stabilität zu erzielen vermochte und eine zusätzliche Ruhigstellung des benachbarten Gelenks im Gipsverband erforderlich wurde. Damit muß jedoch auf die wichtige Erleichterung der Weichteilpflege nach Anwendung eines externen Stabilisierungsverfahrens verzichtet werden.

Die mechanischen Untersuchungen sollten Aufschluß geben über die Steifigkeit verschiedener Montageformen, die Beteiligung verschiedener Montageelemente an der Kraftübertragung, die Beanspruchung der Montage und des Knochens sowie die Leistungsfähigkeit der getesteten Montagen in bezug auf die Stabilisierung des knöchernen Defektbereichs.

Obwohl alle Elemente, die an der Kraftübertragung beteiligt sind, Instabilitäten verursachen können, wurden bestimmte Schwachstellen, wie die Verbindungselemente zwischen Rohrstangen und Steinmann-Nägeln bzw. Schanzschen Schrauben, in der Versuchsreihe 1 und 2 als vorgegebene Konstanten akzeptiert.

Unter den theoretisch möglichen Belastungsformen erschien uns für die Modellversuche die Biegung unter zentrisch und exzentrisch axial eingeleiteter Kraft am geeignetsten zu sein. An der Tibia, die im wesentlichen auf Biegung beansprucht wird mit dem bekannten Biegungssinn ventral-konvex, hat bei fehlendem knöchernem Kontakt der Fragmentenden die axiale Belastung auch einen großen Einfluß. Wegen der relativ kurzen stationären Verweildauer der Patienten mit einem Fixateur und der frühzeitigen Teilbelastung der verletzten Extremität entspricht diese Belastungsform am ehesten der Belastung der Montage und des Unterschenkels während der Nachbehandlungsphase. Die mit der von uns empfohlenen Montageform durchgeführten Versuche von Hofmann [37] mit der Gewindestange und von Burger und Kraus [12, 53] mit der Rohrstange gehen von anderen Belastungsformen aus, der Belastung eines Freiträgers mit Einzellast. Diese soll der Belastung der operierten Extremität durch deren Eigengewicht während der Bettlägerigkeit entsprechen. Beim bettlägerigen Patienten handelt es sich aber um eine Belastungsform, die am ehesten mit der Belastung eines Freiträgers mit konstanter Streckenlast verglichen werden kann. Bekannte mechanische Gesetzmäßigkeiten bedurften keiner besonderen Überprüfung: Die Durchbiegung eines Steinmann-Nagels ist — abgesehen von der Belastungsgröße — abhängig vom Material, der freien Länge und dem Durchmesser des Nagels.

Durch die anatomisch-topographischen Verhältnisse am Unterschenkel, die Festigkeit des Knochens u.a. sind der Verkürzung der freien Steinmann-Nagellänge und der Vergrößerung des Nageldurchmessers natürliche Grenzen gesetzt. Zu stark dimensionierte Nägel oder Schrauben im Knochen würden, da sich infolge des Knochenmaterialdefekts das Flächenträgheitsmoment des Knochens gegenüber Biegung zu sehr verringern würde, Spontanfrakturen begünstigen. Unser Versuchsmodell wurde daher so dimensioniert, daß es den anatomischen Verhältnissen gerecht wurde.

Bei unseren mechanischen Untersuchungen interessierte zunächst die Frage, in welchem Ausmaß und in welcher Form die Zusatzmontagen an der Ruhigstellung der Fragmente im Defektbereich beteiligt sind. Nach den bekannten Gesetzmäßigkeiten im konstruktiven Ingenieurbau ist für ein Einzelelement die Druck- und Zugaufnahmefähigkeit (= Membrantragfähigkeit) am größten. Es folgt die Fähigkeit, Biegungen aufzunehmen, während die Torsionstragfähigkeit im Regelfall am geringsten ist. Die Zusatzmontagen sollten die herkömmliche Fixation in bezug auf Biegung und Torsion stabiler gestalten.

Die gemessenen horizontalen Seitverschiebungen zeigen eindeutig, daß bei Defektsituationen die Fixation des gelenknahen kleinen Fragments mit einem Steinmann-Nagel und einer Schanzschen Schraube in Verbindung mit der räumlichen Verstrebung unter Beachtung der Richtlinien für die Positionierung der Steinmann-Nägel und der Schanzschen Schrauben wesentlich verbessert werden kann. Diese Fixation erreicht in bezug auf die Seitverschieblichkeit fast die Stabilität der herkömmlichen Rahmenfixateur-Osteosynthese, bei der mehrere Steinmann-Nägel in die Hauptfragmente eingebracht werden. Die Stabilitätszunahme geht im wesentlichen von der Schanzschen Schraube aus, die durch Aufnahme von Druck oder Zug ein Gegenmoment erzeugt. Sie sollte möglichst defektnah in den Knochen eingebracht werden, jedoch unter Aussparung des gefährdeten bzw. infizierten Weichteil- und Knochenbezirks.

Der Stabilitätsgewinn in bezug auf die Seitverschieblichkeit der Fragmentenden ist bei Verwendung zweier räumlicher Seitverstrebungen an den Rohrstangenenden nicht signifikant größer als nach Seitverstrebung in der Rohrstangenmitte. Daher wurden die Montageformen für die 2. Versuchsreihe und die Finit-Element-Analyse entsprechend abgeändert. Aus den Ergebnissen der Finit-Element-Analyse geht eindeutig hervor, daß die räumlichen

Verstrebungen zur vermehrten Torsionsstabilität des Systems beitragen, weil die Rohrstangen in größerem Maße auf Torsion beansprucht werden können. Da wegen der Ausmittigkeit des Systems auch rechnerisch Torsionsmomente auftreten und auch theoretisch eine kombinierte Biege- und Torsionsbeanspruchung erhöhte Anforderungen an die Konstruktion stellt, ist die räumliche Verstrebung unbedingt erforderlich. Theoretisch wäre eine flächenhafte Verstrebung des Rahmens mit der Klammer, z.B. in Form eines röhrenförmigen Hohlkörpers, in den die Steinmann-Nägel und die Schanzschen Schrauben eingespannt werden, am torsionsstabilsten. Ein entsprechender Prototyp ist angefertigt (Abb. 76). Die klinische Anwendbarkeit des gezeigten Modells ist bisher nicht erprobt.

Von den Elementen der Fixateur-externe-Montage, die an den Instabilitäten beteiligt sein können, spielen die Verbindungsklemmen zwischen Rohrstangen und Nägeln bzw. Schrauben mit großer Wahrscheinlichkeit eine wesentliche Rolle. Von diesen Verbindungselementen wird verlangt, daß sie eine absolut starre Verbindung herstellen. Im stabilisierten Zustand muß dieses Verbindungselement winkelstabil sein, der Steinmann-Nagel soll sich weder verschieben noch drehen und die Rohrstange muß gegen axiale Verschiebung und Rotation stabil sein. Bei der Stabilitätsanalyse mit Hilfe der finiten Elemente waren diese Freiheitsgrade, axiale Verschiebungen und Rotationen, blockiert. Das errechnete Stabilisierungsvermögen der Montageformen der Finit-Element-Analyse setzt also die geforderten Verbindungsklemmen voraus. Die Konstruktion solcher Verbindungsklemmen dürfte kein Problem sein.

Die Messung der Höhenverschieblichkeit der Fragmentenden hat gezeigt, daß die Wegstrecken wesentlich geringer sind, wenn der mechanisch schwächste Teil des Systems (Steinmann-Nägel) vorgespannt wird. Die Vorspannung der Steinmann-Nägel ist eine praktikable Lösung, die Instabilität, an der die Steinmann-Nägel beteiligt sind, wesentlich zu verringern.

Alle Versuche und Berechnungen haben gezeigt, daß auch die steifsten Montageformen den Defektbereich nicht vollständig stabilisieren können, sobald äußere Kraft einwirkt. Die

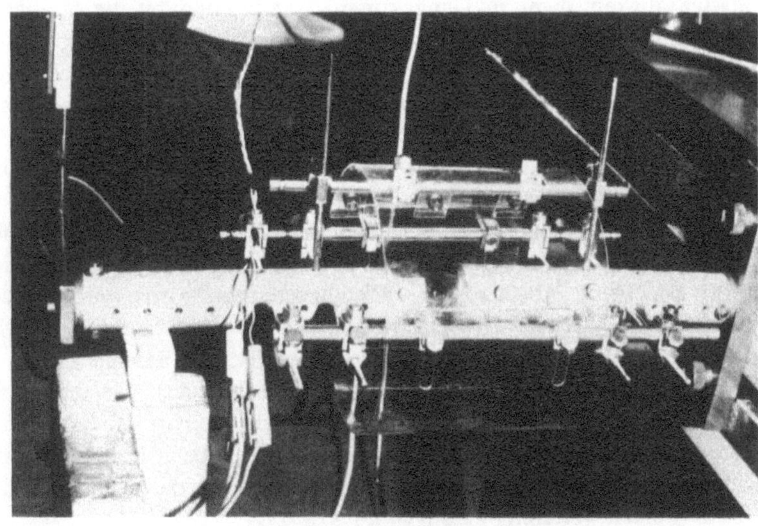

Abb. 76. Prototyp des Fixateur-externe mit flächenhafter Verstrebung des Rahmens mit der Klammer durch einen zylindrischen Hohlkörper aus Kunststoff

gezeigte Montageform des räumlich verstrebten Fixateur-externe und die Verbesserung der Schwachstelle Steinmann-Nägel durch Vorspannung der Nägel können, wenn die gesamte Kraftübertragung über den Fixateur externe erfolgt, wesentlich zur Lösung des Stabilisierungsproblems beitragen. Ziel der Vorspannung eines Steinmann-Nagelpaares in einem Fragment war, das Fixateur-externe-System, das man als Feder betrachten kann, belastungsstabil zu machen. Bei gegebener Federkennlinie sollte dann die Krafteinleitung in das defektüberbrückende Transplantat dosierbar gemacht werden. Wegen des komplizierten Aufbaus der Montage war dies jedoch nicht möglich. Die geplante Entwicklung eines Fixateurs als Belastungsapparat mit der Möglichkeit, die Beanspruchung des transplantierten Knochenmaterials regulierbar zu beeinflussen, war daher nicht zu realisieren.

Die klinische Anwendung des Fixateur externe hat eine weitere Schwachstelle aufgedeckt, nämlich die Verankerung der Schanzschen Schraube im Knochen. An dieser Stelle wurden hin und wieder Spontanfrakturen beobachtet. Die Beanspruchbarkeit des Knochenquerschnitts auf Biegung an der Verankerungsstelle wird durch den Materialdefekt infolge der Bohrlöcher wesentlich verringert, da — wie bereits aufgezeigt — der Materialdefekt zu einer Verringerung des axialen Flächenträgheitsmoments und des Widerstandsmoments für Biegung führt. Die Versuche haben erkennen lassen, daß der Kraftfluß hauptsächlich über die Steinmann-Nägel erfolgt und nur in geringem Maße über die Schanzschen Schrauben. Die Hauptaufgabe der ventralen Klammer mit den Schanzschen Schrauben ist die Erzeugung eines Moments gegen das Drehmoment um die Steinmann-Nägel durch Aufnahme von Zug oder Druck. Dazu sind bezüglich des Durchmessers geringer dimensionierte Schrauben ebenso in der Lage, so daß der Bohrlochmaterialdefekt verringert werden könnte.

Da die klinischen Erfahrungen mit dem räumlich verstrebten Fixateur externe uns bestätigt haben, daß sich dieser Fixateur von der Steifigkeit her als ausreichend erwiesen hat, fehlen uns bisher objektivierbare klinisch relevante Beurteilungsgrundlagen, wieviel Steifigkeit erforderlich oder wieweit diese erwünscht ist. Von Bedeutung ist die Frage, ob eine verbliebene Instabilität noch so groß ist, daß die Ablagerung von Kalksalzen beim schleichenden Umbau des defektüberbrückenden Transplantats nicht möglich ist, d.h. die Osteoblastentätigkeit nicht in Gang kommen kann, und ob die Steifigkeit der Montage den mechanisch notwendigen Reiz auf das Transplantat übersteigt und damit den strukturellen Umbau verhindert. Bei erfolgter Vaskularisierung und nach Beherrschung des Infektgeschehens können diese Probleme durch Umsteigen auf ein internes Stabilisierungsverfahren beherrscht werden.

Nach Abschluß unserer Untersuchungen und der Analyse verschiedener Instabilitätsfaktoren muß die bisherige Montage des räumlich verstrebten Fixateur externe abgeändert werden. Die Vorspannung der Steinmann-Nägel sollte unbedingt erfolgen. Die von uns vorgeschlagenen Montageformen für den Unterschenkel zur Stabilisierung von Fragmenten ohne knöcherne Abstützung (= Distanzosteosynthesen) werden abschließend im Modell gezeigt (Abb. 77 und 78). Die Abb. 77 zeigt die Fixateur-externe-Montage für den diaphysären, Abb. 78 die Montage für den metaphysären Bereich.

Der räumlich verstrebte Fixateur externe hat auch das technische Vorgehen bei der Operation zur Arthrodese des Kniegelenks erleichtert. Das Verfahren einer Doppelplattenosteosynthese stabilisiert zwar den Arthrodesenbereich in hohem Maße, ist aber mit negativen Auswirkungen auf die Knochenstruktur verbunden und erfordert für die Metallentfernung einen weiteren operativen Eingriff.

Das operative Vorgehen bei einer Fixateur-externe-Osteosynthese erfordert ausreichende technische Kenntnisse und äußere Bedingungen, die für jede Osteosynthese allgemein gültig

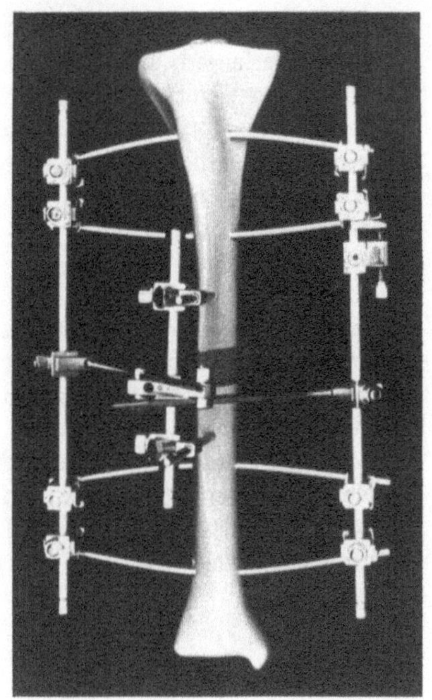

Abb. 77. Der räumlich verstrebte Fixateur externe mit vorgespannten Steinmann-Nägeln für den diaphysären Bereich

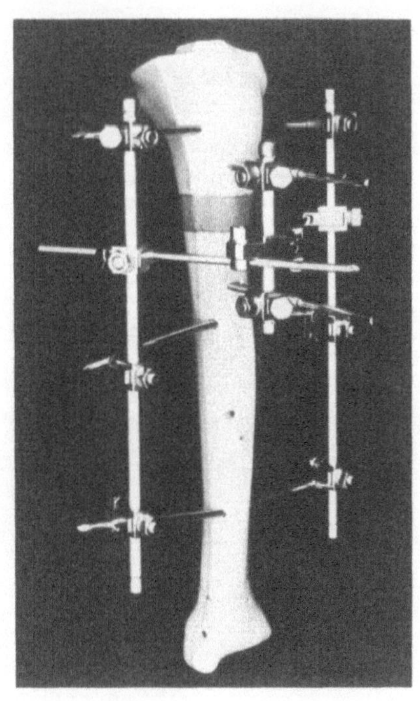

Abb. 78. Der räumlich verstrebte Fixateur externe mit vorgespannten Steinmann-Nägeln für den metaphysären Bereich

sind. Die Osteosynthese mit dem räumlich verstrebten Fixateur externe ist ein ausgereiftes Operationsverfahren. Die Vorspannung der Steinmann-Nägel trägt zusätzlich zur Verbesserung dieses Verfahrens bei. In der Behandlung der beschriebenen Problemfälle ist der verbesserte Fixateur externe in der Lage, Erhaltungsversuche schwerstgradig verletzter Extremitäten erfolgreich zu gestalten. Obwohl die Fixateur-externe-Osteosynthese keine Osteosynthese im strengen Sinne darstellt, ist sie indiziert bei

1. offener Fraktur III. Grades,
2. infizierter Fraktur und
3. infizierter Pseudarthrose,

insbesondere bei knöchernen Defekten. Nach erfolgreicher Infektionsprophylaxe oder nach Beherrschung des Infektgeschehens kann der Aufbau des knöchernen Defekts durch Umsteigen auf ein internes Stabilisierungsverfahren in Verbindung mit einem geeigneten Transplantat erzielt werden.

Aufgrund unserer klinischen Erfahrungen haben wir den Indikationsbereich auf den Weichteilvorschaden bei Frakturen, Pseudarthrosen und knöchernen Fehlstellungen erweitert, stellen aber insgesamt die Indikation zur Fixateur-externe-Osteosynthese nicht so weit wie einige andere Autoren [76, 81 und 92].

V. Zusammenfassung

Im experimentellen Teil der Arbeit werden die herkömmlichen Fixateur-externe-Montageformen des AO-Grundinstrumentariums und der Hoffmann-Fixateur-externe auf deren Leistungsfähigkeit in bezug auf die Fragmentstabilisierung geprüft. Da der Unterschenkel die Prädilektionsstelle für Fixateur-externe-Osteosynthesen darstellt, werden die entsprechenden herkömmlichen Montageformen für den Leistungstest gewählt. Diese Montagen können eine ausreichende Stabilisierung bei knöchernen Defektzuständen in Gelenknähe nicht erzielen. Neu entwickelte Montageformen mit dem AO-Grundinstrumentarium werden vergleichend dem Leistungstest unterzogen.

In zwei Versuchsreihen und mit Hilfe eines modernen Untersuchungsverfahrens, der Methode der finiten Elemente, wurden die Seit- und Höhenverschieblichkeiten der Fragmentenden im Defektbereich nach Stabilisierung mit den einzelnen Montageformen gemessen, sowie die Beanspruchung der Montageteile und des Knochenmodells aufgezeigt. Außerdem wurden Stabilitäts- und Spannungsprobleme vergleichend dargestellt.

Die Ergebnisse zeigen, daß die vorgestellte verstrebte räumliche Fixateur-externe-Montage in Verbindung mit vorgespannten Steinmann-Nägeln die bisher vorhandene Stabilitätslücke weitgehend schließen kann. Die Schanzschen Schrauben des neuen Fixateur externe tragen wesentlich zur Erhöhung der Stabilität in bezug auf die Seitverschieblichkeit der Fragmentenden bei. Der mechanisch schwächste Teil des Systems (Steinmann-Nägel) kann durch Vorspannung gravierend verbessert werden. Die Verbesserung kommt insbesondere in der Verringerung der Höhenverschieblichkeit der Fragmentenden zum Ausdruck. Die Seitverstrebungen dienen im wesentlichen der Torsionsstabilität. Zum anderen bauen sich bei der verstrebten und vorgespannten Montageform unter zunehmender Belastung Verfestigungsspannungen am System auf, die zur Stabilitätszunahme führen.

Aufgrund aller Untersuchungsergebnisse und der umfangreichen klinischen Erfahrung werden die Richtlinien für die verbesserte Fixateur-externe-Montage am Unterschenkel und die Indikationen für die Fixateur-externe-Osteosynthese aufgezeigt. Die räumlich verstrebten Montagen mit vorgespannten Steinmann-Nägeln sind im Modell dargestellt.

VI. Literaturverzeichnis

1 Adrey J (1970) Le fixateur externe d'Hoffmann couplé en cadre. Etude bio-mécanique dans les fractures de jambe. Thèse, Montpellier
2 Anderson R (1934) Fractures of the radius and ulna – A new anatomical method of treatment. J Bone Joint Surg (Am) 16: 379–393
3 Anderson R (1934) An anatomical method of treating fractures of the tibia and fibula. Surg Gynecol Obstet 58: 639–646
4 Anderson R (1936) An ambulatory method of treating fractures of the shaft of the femur. Surg Gynecol Obstet 62: 865–873
5 Anderson R (1937) Fractures of the humerus. Surg Gynecol Obstet 64: 919–926
6 Böhler L (1928) Apparate zum Einrichten von Knochenbrüchen unter Schraubenzug. Münch Med Wochenschr 75: 2047
7 Böhler L (1967) Die Technik der Knochenbruchbehandlung. Maudrich, Wien
8 Boever P (1931) Appareillage nouveau pour ostéosynthèse. Bull Soc Chir
9 Boever P (1931) Fixateur automatique pour fractures diaphysaires. J Chir (Brux) 30–92
10 Boever P (1932) Le fixateur de Boever pour des fractures diaphysaires (Rapport de Grégoire). Bull Mém Soc Chir Paris 58: 67–70
11 Boever P (1933) Fixateur externe nouveau modèle. J Chir (Brux) 48: 17–18
12 Burger H, Kraus J, Hild P, Hofmann D (1977) Festigkeitsuntersuchung am Fixateur externe unter Biegebeanspruchung bei Defekten am Bruchspalt. Unfallchirurgie 3: 221–225
13 Charnley J C (1948) Positive pressure in arthrodesis of the knee joint. J Bone Joint Surg 30 B: 478–486
14 Codivilla A (1904) On the means of lenthening, in the lower limbs, the muscles and tissues which are shortened through deformity. Am J Orthop Surg 2: 353
15 Connes H (1973) Hoffmann's double frame external anchorage. Methods, applications and results in 160 observations. Editions GEAD
16 Connes H (1975) Persönliche Mitteilung. Montpellier
17 Cuendet S (1936) Procédé de réduction des fractures de la diaphyse des deux os de l'avant-bras à l'aide de l'appareil à broches jumelées. Livre Jubilaire Albin Lambotte. Vromant, Bruxelles, p 129–136
18 Greifensteiner H, Klarmann O, Wustmann O (1948) Die Druckosteosynthese mittels Doppeldrahtspannbügels zur Behandlung von Pseudarthrosen. Zentralbl Chir 73: 957
19 Greifensteiner H (1948) Eine neue Methode zur Behandlung von noch eiternden Pseud-arthrosen und Schlottergelenken. Z Orthop 77: 144–153
20 Hierholzer G, Kehr H, Kleining R, Hörster G (1973) Technische Variationen und Komplikationsmöglichkeiten bei Osteosynthesen mit äußeren Spannern. Hefte Unfallheilkd 117: 88–89
21 Hierholzer G, Kleining R, Hörster G (1977) Osteosynthese mit dem Fixateur externe. Unfallchirurgie 3: 209–219
22 Hierholzer G, Kleining R, Hörster G, Zemenidis P (1978) External fixator. Classification and indication. Arch Orthop Traumat Surg 92: 175–182
23 Hoffmann R (1938) Rotules à os pour la réduction dirigée, non sanglante, des fractures (ostéotaxis). Congres Suisse de Chirurgie (1938) et Helv Med Acta, S 844–850
24 Hoffmann R (1938) Rotules à os pour la réduction dirigée non sanglante, des fractures. Congrès Francais de Chirurgie, Paris, p 601–610
25 Hoffmann R (1941) Ostéosynthèse minima par tuteur externe transcutanée. Rev Méd Suisse Romande 4: 216–234
26 Hoffmann R (1941) Percutane Frakturbehandlung. Chirurg 4: 101–112

27 Hoffmann R (1942) Closed osteosynthesis with special reference to war surgery. Acta Chir Scand 86: 235–266

28 Hoffmann R (1944) Fixateur externe transcutanée pour fractures mandibulaires. Helv Med Acta 11: 521–524

29 Hoffmann R (1945) L'attelle trochantérienne en chirurgie de guerre. Helv Med Acta 12: 125–133

30 Hoffmann R (1951) L'ostéotaxis. Réunion de la Société allemande d'orthopédie. Enke, Stuttgart

31 Hoffmann R (1951) L'ostéotaxis, ostéosynthèse transcutanée par fiches et rotules. Edit. GEAD, Paris

32 Hoffmann R (1951) L'ostéotaxis, ostéosynthèse par fiches transcutanées et rotules. Helv Chir Acta 18: 282–288

33 Hoffmann R (1951) Perkutaner Knochenfeststeller zur sog. Osteotaxis. Med Technik 7: 117–122

34 Hoffmann R (1952) Osteotaxis en form aw percutan Frakturbehandling. Nord Med 18: 1640

35 Hoffmann R (1953) Osteotaxis, transcutaneous osteosynthesis by means of screws and „ball-and-socket" joint. A technical account. Edit. Jacquet Frères, Geneve

36 Hoffmann R (1961) Osteotaxis, guide technique et clinique, imprimerie. Courrier le da Cote, Lyon

37 Hofmann D, Burger H, Kraus J, Hild P (1977) Festigkeitsuntersuchungen am Fixateur externe unter Biegebeanspruchung bei Defekten am Bruchspalt. Unfallchirurgie 3: 137–153

38 Judet H (1932) Instrumentation pour l'ostéosynthèse à tuteur externe. Soc Chir, Paris 58

39 Judet H (1934) Nouvelle instrumentation pour l'ostéosynthèse à tuteur externe. Soc Chir Paris 60

40 Judet H (1935) Trois observations de pseudarthrose traitées par l'avivement et la réduction à ciel ouvert suivis d'ostéosynthèse par fixateur externe. 44. Congrès Français de Chirurgie. Association Français de Chirurgie Paris. Masson, Paris, pp 1198–1201

41 Judet H (1937) Le traitement des fractures diaphysaires fermées de jambe. 46. Congrès Français de Chirurgie. Association Français de Chirurgie Paris. Masson, Paris, pp 947–949

42 Judet H (1937) Immobilisation par fixateur externe des extrémités osseuses après resection du genou. 46. Congres Français de Chirurgie. Association Français de Chirurgie Paris. Masson, Paris, pp 1028–1031

43 Judet R, Judet J (1958) Remarque à propos des fixateurs externes dans le traitement des fractures ouvertes de jambe. Mém Acad Chir 84: 288

44 Juvara E (1916) Tratamental operatoral fractutilor diafizelor prin methoda fixatorului extern. Bucarest

45 Juvara E (1922) Traitement ostéosynthétique des fractures de diaphyse par le fixateur externe et la ligature. Bull Soc Chir Paris 48: 24–36

46 Juvara E (1928) Contribution au traitement ostéosynthétique des fractures des diaphyses. Bull Soc Chir Paris 54: 295–303

47 Juvara E (1931) Contribution a l'ostéosynthèse. Bull Soc Chir Paris 57: 1936–1940

48 Juvara E (1933) Contribution a l'ostéosynthèse. Méthode axiale et corticale. Rev Chir 8: 563–605

49 Key J A (1932) Positiv pressure in arthrodesis for tuberculosis of the knee joint. South Med J 25: 909

50 Kleining R (1975) Der räumliche Fixateur externe – biomechanische Untersuchungen. Hefte Unfallheilkd 126: 410–411

51 Kleining R, Hierholzer G (1976) Biomechanische Untersuchungen zur Osteosynthese mit dem Fixateur externe. Akt Traumatol 6: 71–76

52 Kleining R, Hierholzer G (1976) Technischer Vorschlag zur Stabilitätserhöhung des räumlichen Fixateur externe. Unfallchirurgie 2: 89–90

53 Kraus J, Hild P, Hofmann D, Berger H (1977) Festigkeitsuntersuchungen am Fixateur externe unter Biegebeanspruchung. Seitliche und exzentrische Belastung bei Defekten am Bruchspalt. Unfallchirurgie 3: 227–231

54 Lambotte A (1907) L'intervention opératoire dans les fractures. Edit Lambertin, Buxelles

55 Lambotte A (1908) Sur l'ostéosynthèse. Belgique Med 15: 231–233

56 Lambotte A (1913) Chirurgie operatoire des fractures. Masson, Paris

57 Lambotte A (1931) Fracture isolée du tibia avec luxation du pérone. Bull Soc Chir Paris 57: 28–31

58 Lambotte A (1931) La traitement des fractures ouvertes. 40. Congrès Français de Chirurgie. Association Français de Chirurgie Paris. Masson, Paris, pp 759–761

59 Lambotte A (1931) Esquisse sur l'histoire de la chirurgie des fractures. Livre jubilaire du Prof. Hartmann, Paris

60 Lambotte A (1937) L'intervention, opératoire dans les fractures de jambe. 46. Congrès Français de Chirurgie Paris. Masson, Paris, pp 889–892

61 Lapeyrie U, Allieu Y, Jamma M, Bruel S, Pous J G, Escare Ph (1968) Insuffisance et indications électives du fixateur externe. Etude de 57 observations. Montpellier Chir T XIV, 4: 443–449

62 Malgaigne J F (1853) Considérations cliniques sur les fractures de la rotule et leur traitement par les griffes. J Connaissances Med Pratiques 16: 9–12

63 Müller M E (1955) Die Kompressionsosteosynthese unter besonderer Berücksichtigung der Kniearthrose. Helv Chir Acta 6: 474

64 Müller M E, Boitzy A (1968) Le traitement des pseudarthroses fistulisées de jambe. Rev Chir Orthop T 54, 2: 139–146

65 Müller M E, Allgöwer, M, Willenegger H (1969) Manual der Osteosynthese. Springer, Berlin Heidelberg New York

66 Müller J N, Babin S (1970) Remarque sur la consolidation des fractures de jambe traitées par le fixateur externe d'Hoffmann. Ann Chir 24, 3: 197–199

67 Ombredanne L (1924) Ostéosynthèse temporaire. Bull Soc Chir Paris 50: 1158–1168

68 Ombredanne L (1929) Ostéosynthèse externe temporaire chez l'enfant. Presse Méd 37: 845–848

69 Parkhill C (1898) Further observations regarding the use of the bone clamp in unmited fractures, fractures with malunion and recent fractures with a tendancy to displacement. Ann Surg 27: 553–570

70 Ray A (1964) Technique résultats, indications de l'emploi du fixateur externe d'Hoffmann. A propos de 135 observations. Travail de la Clinique. Thèse, Lyon

71 Riedel G (1930) Haltelochplatte für Schanzsche Schrauben. Zentralbl Chir 57: 84

72 Ruf Fr (1948) Ein Distraktionsapparat mit eingebauter Meßvorrichtung zur exakten Dosierung des Gegenziges bei der Behandlung von Frakturen und Gelenkerkrankungen. Zentralbl Chir 11: 1198–1202

73 Schanz A (1925) Über die nach Schenkelhalsbrüchen zurückbleibenden Gehstörungen. Dtsch Med Wochenschr 57: 2600

74 Shaar C M, Kreuz F P jr (1942) Treatment of fractures and bone and joint surgery with the Stader reduction and fixation splint. Surg Clin North Am 22, 6: 1537–1583

75 Shaar C M (1943) Treatment of fractures of bone and joint surgery with the Stader reduction and fixation splint. Bull Am Coll Surg 28: 128

76 Shaar C M, Kreuz F P jr (1943) Manual of fractures. Treatment by external skeletal fixation. Saunders, Philadelphia London

77 Shaar C M, Kreuz F P jr (1942) Treatment of fractures and bone and joint surgery with the Stader reduction and fixation splint. Surg Clin North Am 22: 1537

78 Shaar C M, Kreuz F P jr (1943) Treatment of fractures of the os calcis. Presentation of a new method. Surg Clin North Am 23: 291

79 Shaar C M, Kreuz F P jr, Jones D T (1943) Fractures of the tibia and fibula. Treatment with the Stader reduction and fixation splint. Surg Clin North Am 23: 599

80 Stader O (1937) A preliminary announcement of a new method of treating fractures. North Am Veterin 18 (1): 37

82

81 Stader O (1939) Treating fractures of long bones with the reduction splint. North
   Am Veterin 20 (1): 55
82 Stader O (1939) Treating fractures of long bones with the reduction splint. North
   Am Veterin 20 (2): 54
83 Stader O (1939) Treating fractures of long bones with the reduction splint. North
   Am Veterin 20 (3): 62
84 Stader O (1939) After-care in the treatment of fractures of long bones. North Am
   Veterin 20 (4): 58
85 Stader O (1942) The use of the Stader reduction splint in fractures of the radius, ulna
   and tibia. Veterinary Excerpts 2 (2): 27
86 Steinmann F (1907) Eine neue Extensionsmethode in der Frakturenbehandlung.
   Zentralbl Chir 34: 938–942
87 Vidal J (1965) Etude de 150 fractures diaphysaires de jambe. Leurs séquelles fonction-
   nelles, leurs conséquences professionnelles et sociales. Montpellier Chir 11, 4: 499–
   534; Rev d'Orthop 51, 6: 569–570
88 Vidal J, Marchand L (1966) Les fractures de l'extrémité inférieure du fémur. Traitement et resultats. Rev Chir Orthop 52: 533–550
89 Vidal J (1966) Les fractures transcotyloidiennes du bassin. La place de l'ostéosynthèse.
   Montpellier Chir 12, 1: 41–56
90 Vidal J, Jamme M (1967) Utilisation du fixateur d'Hoffmann pour l'arthrodèse de la
   hanche. Montpellier Chir 13, 5: 569–572
91 Vidal J, Konirsch G (1967) Traitement des pseudarthroses fistulisées de jambe. Montpellier Chir 13, 5: 707–711
92 Vidal J (1968) Notre experience du fixateur externe d'Hoffmann. A propos de 46
   observations. Les indications de son emploi. Montpellier Chir 14, 4: 451–460
93 Vidal J, Rabischong P, Adrey J, Bonnel F, Jamme M, Allieu Y (1969) Augmentation
   de l'efficacité de l'osteoteaxis d'Hoffmann par l'utilisation de fixateurs couplés en
   cadre. 44. Reunion de la S.O.F.C.O.F., Paris
94 Vidal J, Rabischong P, Bonnel F, Adrey J (1970) Etude bioméchanique du fixateur
   externe d'Hoffmann dans les fractures de jambe. Montpellier Chir 17, 1: 43–52
95 Vidal J, Pous J G, Allieu Y, Adrey J, Goalard Ch (1970) Notre expérience de l'irriga-
   tion contine dans le traitement des suppurations et des fracas des membres. Montpellier
   Chir 16, 5: 481–492
96 Vorrhoeve A, Kleining R (1974) Osteomyelitisbehandlung beim alten Menschen. Hefte
   Unfallheilkd 121: 139–141
97 Wagner H (1972) Technik und Indikation der operativen Verkürzung und Verlängerung
   von Ober- und Unterschenkel. Orthopädie 1: 59
98 Weber B G, Cech O (1973) Pseudarthrosen. Huber, Bern Stuttgart Wien
99 Wittebol P (1962) „Fixateur externe" bij gecompliceerde onderbeenfracturen. Ned T
   Geneesk 106: 2459–2460

Sachverzeichnis

Abstützung, knöcherne 71
Alumuniumrohr 5
AO-Grundinstrumentarium 3
Arthrodese, Kniegelenk 2
Ausknickungsebene 11
Ausknickungslänge, Rohrstangen 61
Auslenkung, horizontale 61ff
Ausmittigkeit, der Montage 63

Beanspruchung, maximale 14, 21
—, mechanische 5
—, minimale 14, 21
Belastung, exzentrisch axial 7, 8, 11
—, zentrisch axial 7, 8, 11
Belastungsformen 72
Biegebeanspruchung, Knochenmodell-
    querschnitt 39ff, 42ff
—, resultierende 12, 23, 29ff
Biegemoment 14
Biegemomentenverlauf 21
—, Knochenmodell 52ff
Biegespannungen, Knochenquerschnitt
    11
Biegeträger 63
Blockierschraube, schiefe 3
Bohrlochmaterialdefekt 74

Daten, materialspezifische 5, 20
Debridement 2
Defekt, knöcherner 5
—, Lage 12
Dimensionierung, Aluminiumrohr 5
—, Rohrstange 5
—, Schanzsche Schraube 5
—, Steinmann-Nagel 3, 5, 63
Distanzosteosynthese 71, 74
Doppelplattenosteosynthese 74
Drehmoment 61ff
Druckaufnahmefähigkeit 72

Druckbeanspruchung, Knochenmodell-
    querschnitt 39ff, 42ff
Druckbelastung, Rohrstangen 23, 25ff,
    64
Druckspannung, Knochenquerschnitt 8,
    11

Elastizitätsmodul 5, 6, 20
Elementdatai 11, 16ff
Elemente 6
—, finite 6, 18

Federkennlinie 74
Finit-Element-Analyse 5, 11ff
—, Ergebnisse 51ff, 67
Fixateur externe, Klammer 1
—, räumlich verstrebt mit vorgespannten
    Steinmann-Nägeln 75
—, Rahmen 1, 2
Fixateur externe-Montage, Richtlinien 69
Fixateur externe-Osteosynthese, Indika-
    tion 76
—, Hauptindikation 2
—, Prädilektionsstelle 3
Flächenträgheitsmoment 6
—, Abnahme 68
Frakturen, infiziert 2
—, offen 2
Freiheitsgrade 3, 6
—, Blockierung 73

Gefahrenzone, topographisch-anato-
    mische 71
Gegenmoment 61, 63
geometrische Werte 6
Gesetzmäßigkeiten, mechanische 72
Gewindestangen 71

Gleitmodul 6, 20
Grenzbelastungsformen 68
Grundbeanspruchungsarten 63

Hauptindikation, Fixateur externe-Osteo-
    synthese 2
Höhenverschieblichkeit 5
—, Fragmentenden 37, 40, 41, 66, 67
Hoffmann-Fixateur-externe 3, 10, 21
Hohlkörper, röhrenförmiger 73

Infektionsprophylaxe 2
Instabilitäten 71

Kalksalze, Ablagerung 74
Klemm-Mechanismus 3
Knickbiegung 8
Knickung, elastische 61
Knochenmaterialdefekt 68
Knochenquerschnitt, Schwächung 3
Knotenkoordinaten 11, 20
Knotennumerierung 19
Knotenpunkte 6
Kolbenwegzunahme, lineare 6
Kompression, interfragmentäre 71
Krafteinleitung 63
Kraftfluß 6
—, Montage 63
Kraftmeßdose, elektronische 7
—, Funktionsüberprüfung 7
Kraftmessung 7
Kraftübertragung 63
Kugelgelenkverschraubung, percutane 1
Kunststoffrohr 5

Lanesche Platte 1
Lasten, generalisierte 6

Materialkenngrößen 6
Membrantragfähigkeit 72
Meßdatenverarbeitungsanlage, elektro-
    nische, rechnergesteuerte 5

Meßgeräte 5
Modell, mechanisches 14
Momente, resultierende 68
Momentensprünge 68
Montageformen, diaphysärer Bereich
    10ff, 15
—, metaphysärer Bereich 10ff, 15
Montagegrundformen 7, 8ff, 13ff
Montagesystem, Schwachstelle 63

Normalkraft 63

Ohmsche Wegaufnehmer 5
—, Angriffspunkte 14
—, Funktionsüberprüfung 7
Osteomyelitis 2

Problemfälle 71
Prototyp 73
Prüfmaschine, verformungsgeregelte 5
Pseudarthrosen, infizierte 2
—, knöcherner Defekt 2, 6

Querschnittsfläche 5ff, 20
—, Abnahme 68

Rechner TR 440 5
Richtungsänderung, Fragmentverschie-
    bung 37, 39
Rohrstangen, Querschnittsfläche 11
Rotation 3
Rotationsachse 61ff

Schnittlasten 14
Schnittverfahren 63
Schwachpunkte 3
Seitverschieblichkeit 5
—, Fragmentenden 16ff, 24, 34ff, 65
Seitverstrebung des Rahmens 64
Sequestrotomie 2
Simulation gelenknaher Frakturen 6

Spanner, äußerer 71
Spontanfrakturen 3
Stabilisierung, optimale 69
Stabmodell, räumliches 6
Stader reduction splint 1
Steifigkeit 71, 74
Streckenlast, konstante 72

Torsionsmomente, Rohrstangen 58ff
Torsionstragfähigkeit 72
Trägheitsmomente, axiale 20
Transfixation 1
Transplantation, Knochen 2
Transplantatlager, ersatzfähiges 2

Umbau, schleichender 74
—, struktureller 74
Untersuchungsmaterial 5ff

Verankerung, Knochen 3
Verankerungsstellen, Schanzsche Schrau-
    ben 68
Vektordiagramme 11, 12

Verbindungsbacken 3
—, Klemmen 5
Verbindungselement, winkelstabiles 73
Verformungsverhalten, von Knochen 6
Verschiebungen, axiale 3
Verspannung der Steinmann-Nägel 13
Verstrebung, endständige 7
—, räumliche 13, 68
Versuchsablauf 6ff
Verträglichkeit, physikalische 6
Vorspannung, Steinmann-Nägel 64ff, 74

Weichteilpflege 3
Widerstandsmoment, Abnahme 68

X-Ebene 11

Y-Ebene 11
y-förmige Montage 3, 66

Zusatzmontage 62
Zugaufnahmefähigkeit 72

Hefte zur Unfallheilkunde

Beihefte zur Zeitschrift „Unfallheilkunde/Traumatology"
Herausgeber: J. Rehn, L. Schweiberer

134. Heft:

13. Tagung der Österreichischen Gesellschaft für Unfallchirurgie

7.–8. Oktober 1977, Salzburg.
Kongreßbericht im Auftrage des Vorstandes
zusammengestellt von J. Poigenfürst
1979. 119 Abb. XVIII, 281 Seiten
DM 98,–
ISBN 3-540-09180-7

135. Heft: M. Weinreich

Der Verkehrsunfall des Fußgängers

Ergebnisse einer Analyse von 2000 Unfällen
1979. 38 Abb., 4 Tab. VII, 62 Seiten
DM 36,–
ISBN 3-540-09217-X

136. Heft: F. E. Müller

Die Infektion der Brandwunde

1979. 18 Abb., 12 Tab. IX, 57 Seiten
DM 32,–
ISBN 3-540-09354-0

137. Heft: H. Jahna, H. Wittich, H. Hartenstein

Der distale Stauchungsbruch der Tibia

Ergebnisse von 583 frischen Fällen
1979. 106 Abb., 46 Tab. VIII, 136 Seiten
DM 58,–
ISBN 3-540-09435-0

138. Heft:

42. Jahrestagung der Deutschen Gesellschaft für Unfallheilkunde e. V.

23. bis 25. November 1978, Berlin
Kongreßbericht im Auftrage des Vorstandes
zusammengestellt von J. Probst
1979. 143 Abb., 62 Tab. XXI, 397 Seiten
DM 98,–
ISBN 3-540-09494-6

139. Heft: U. Lanz

Ischämische Muskelnekrosen

1979. 34 Abb., 11 Tab. VII, 72 Seiten
DM 38,–
ISBN 3-540-09436-9

140. Heft:

Frakturen und Luxationen im Beckenbereich

12. Reisensburger Workshop zu Ehren von
A. N. Witt. 15.–17. Februar 1979
Herausgeber: C. Burri, A. Rüter
Mit Beiträgen zahlreicher Fachwissenschaftler
1979. 1 Porträt, 136 Abb., 87 Tab. XIII, 262 Seiten
DM 58,–
ISBN 3-540-09647-7

141. Heft:

14. Tagung der Österreichischen Gesellschaft für Unfallchirurgie

6. bis 7. Oktober 1978, Salzburg
Kongreßbericht im Auftrage des Vorstandes
zusammengestellt von A. Titze
1980. 281 Abb., 74 Tab. XVII, 319 Seiten
DM 108,–
ISBN 3-540-09878-X

142. Heft: P. Hertel

Verletzung und Spannung von Kniebändern

Experimentelle Studie
1980. 61 Abb., 25 Tab. VII, 94 Seiten
DM 40,–
ISBN 3-540-09847-X

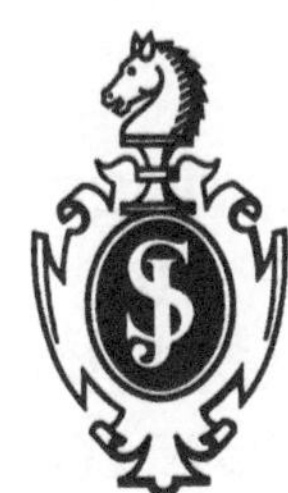

Springer-Verlag
Berlin
Heidelberg
New York

Hefte zur Unfallheilkunde

Beihefte zur Zeitschrift „Unfallheilkunde/Traumatology"
Herausgeber: J. Rehn, L. Schweiberer

143. Heft:
Antibiotica-Prophylaxe in der Traumatologie
Von D. Stolle, P. Naumann, K. Kremer, D. A. Loose
1980. 1 Abb., 7 Tab. IX, 55 Seiten
DM 23,–
ISBN 3-540-09851-8

144. Heft: J. Harms, E. Mäusle
Biokompatibilität von Implantaten in der Orthopädie
1980. 63 Abb., 12 Tab. IX, 119 Seiten
DM 54,–
ISBN 3-540-09852-6

145. Heft: G. Lob
Chronische posttraumatische Osteomyelitis
Tierexperimentelle und klinische Untersuchungen
zu einer oralen antibakteriellen Vaccination
1980. 19 Abb., 23 Tab. IX, 108 Seiten
DM 48,–
ISBN 3-540-09946-8

146. Heft: J. Rehn, H. P. Harrfeldt
Behandlungsfehler und Haftpflichtschäden in der Unfallchirurgie
1980. V, 40 Seiten
DM 15,–
ISBN 3-540-09896-8

147. Heft: L.-J. Lugger
Der Wadenbeinschaft
1980. 69 Abb., 10 Tab. VIII, 100 Seiten
DM 38,–
ISBN 3-540-10421-6

148. Heft:
3. Deutsch-Österreichisch-Schweizerische Unfalltagung in Wien
3.–6. Oktober 1979
43. Jahrestagung der Deutschen Gesellschaft für
Unfallheilkunde e. V.
15. Jahrestagung der Österreichischen Gesellschaft
für Unfallchirurgie
65. Jahresversammlung der Schweizerischen
Gesellschaft für Unfallmedizin und Berufs-
krankheiten
Kongreßbericht zusammengestellt von V. Vécsei,
J. Probst, C. A. Richon
1980. 313 Abb., 251 Tab. XLVII, 895 Seiten
(42 Seiten in Englisch)
DM 136,–
ISBN 3-540-10156-X

149. Heft:
Verletzungen der Wirbelsäule
13. Reisensburger Workshop zu Ehren von
H. Willenegger
14.–16. Februar 1980
Herausgeber: C. Burri, A. Rüter
Unter Mitarbeit zahlreicher Fachwissenschaftler
1980. 1 Porträt, 168 Abb., 38 Tab. XIII, 270 Seiten
DM 64,–
ISBN 3-540-10202-7

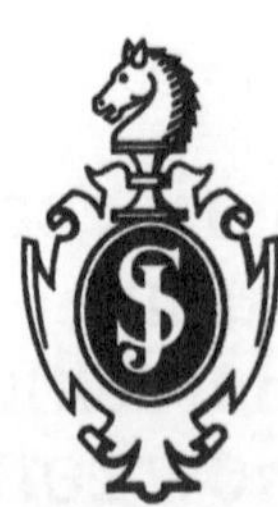

Springer-Verlag
Berlin
Heidelberg
New York

150. Heft: E. Jonasch, E. Bertel
Verletzungen bei Kindern bis zum 14. Lebensjahr
Medizinisch-statistische Studie über
263 166 Verletzte
1981. Etwa 5 Abb., etwa 189 Tab. Etwa 140 Seiten
DM 42,–
ISBN 3-540-10476-3